【德】扬科·冯·里贝克 著

澄泉 译　　　陈怡 校译

儿童急救
应急指南

—— 经典图书：德国儿科医学联合会推荐

—— 幼儿园、中小学校以及家庭必备用书

求真出版社

图书在版编目（CIP）数据

儿童急救应急指南/（德）里贝克著；澄泉译. —北京：求真出版社，2013. 1
ISBN 978 - 7 - 80258 - 186 - 9

Ⅰ.①儿…　Ⅱ.①里…②澄…　Ⅲ.儿童—急救—指南
Ⅳ.①R459. 7 - 62

中国版本图书馆 CIP 数据核字（2013）第 001091 号

Original title：Schnelle Hilfe für Kinder. Notfallmedizin für Eltern.
by Janko von Ribbeck
© 2006 by Kösel - Verlag,
a division of Verlagsgruppe Random House GmbH，München，Germany.
著作权合同登记号 图字：01 - 2011 - 6753 号

儿童急救应急指南

著　　者：扬科·冯·里贝克
插　　图：扬科·冯·里贝克
有毒植物照片：扬科·冯·里贝克，慕尼黑植物园
译　　者：澄　泉
版权联络：陈　怡
责任编辑：陈　怡
出版发行：求真出版社
社　　址：北京市西城区太平街甲 6 号
邮政编码：100050
印　　刷：北京汇林印务有限公司
经　　销：新华书店
开　　本：710×1000　1/16
字　　数：220 千字
印　　张：19.5
版　　次：2013 年 1 月第 1 版　2013 年 1 月第 1 次印刷
书　　号：ISBN 978 - 7 - 80258 - 186 - 9/R·66
定　　价：26. 00 元
编辑热线：(010) 83190019　83190239
销售热线：(010) 83190289　83190295

内容目录

序言

您可能已经参加过某个"急救课程"的学习，或为了考取驾照也已经参加过"紧急情况快速处理课程"的培训（德国交通法律中的规定）。即使您已经从这些课程中学习了一些急救常识，但在儿童和婴幼儿的紧急事故和病情处理上，您所掌握的这些知识是远远不够的。因为一般的"急救课程"中根本不会涉及孩子在日常生活中遇到的紧急情况，例如孩子吞食异物后如何处理。与此同时，很多适用于成年人的急救措施对于孩子来说并不适用，相反还可能对孩子造成更大的伤害。

本书结构

本书具有很强的实用性：在任何紧急情况下，时间是最重要的，因此您必须首先了解本书的结构，这样它才能在危急时刻助您一臂之力。

速查指南

您可以在本书的最后一部分（第 271 页）找到急救速查指南。当儿童发生紧急情况时，该指南将引导您找到正确的急救措施。如果您在紧急情况下不知所措，它们能快速、简洁地告诉您最急需的信息。

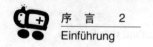
速查指南：简洁地描述了适当的急救措施。

紧急呼救号码

您可以在附录中找到德国、奥地利和瑞士境内的紧急呼救号码。请您在该页中添加医疗救助、儿科医生、医院和药店的电话号码。附录中还有上述国家每个地区中毒救护中心的电话号码。

章节主题

深入了解各种急救病症的背景知识，与如何快速应变一样非常重要。因为只有您真正理解了这些知识，才会长时间地记住它。通常在紧急情况下，紧张慌乱的您只能回想起那些记忆深刻的知识。

章节主题的顺序安排是根据我早年作为急救医生的个人经验而确定的。我以每一种独立的、紧急情况出现的频率来确定其重要性，因此，我把昏迷症状的急救措施作为最重要的章节放在本书的开头。

"用顺势疗法进行急救"被单独列为一章（第 227 页），在服用顺势疗法的药物后，即使在紧急情况下病人的病情也会立即得到缓解，防止情况进一步恶化。

对于一本"急救指南"来说，它不可能涉及每个方面，因此"预防内容"在本书中没有详细说明。我将一些提示和建议整理在一起，希望它们可以帮助您发现潜在的危险，以及采取恰当的措施防患于未然（第 247 页）。

最后，一旦发生了紧急情况，一个药品齐全的家庭急救箱是绝对不可缺少的（第 267 页）。您必须定期对其进行检查，看看绷带是否快用完了，药品是否需要补充或更新。

急救演练

"实践出真知"，只有亲自动手，您才能记忆深刻。同时，您不仅加强了自己对急救技能的掌握，也增加了自己在随机应变情况下的自信心。与此同理，即使是最好的专业书籍，也不能取代急救课程的作用。为了更好地将理论与实践结合起来，我在本书的多个章节建议读者进行演练。因为对孩子来说，和父母一起做急救练习也是一个很有趣的游戏。

自我慌乱

如果您属于看见血就会头晕目眩，或者在很小的危险面前便手足无措的一类人群，那么让您进行急救肯定是强人所难了，对此我表示充分的理解。因为即使对于成年人来说，想在任何时刻都保持镇定自若，也不是一件很容易的事。

人在紧张和慌乱中该做的第一件事情：深呼吸。

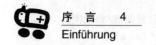
那些容易紧张慌乱的人，只有在特定情况下才能调整自己的这种反应。现在我就告诉您最好的解决办法：深呼吸！在受到惊吓时，我们总会不自觉地屏住呼吸。呼吸停顿导致我们体内的能量流动停止了，直接的后果是我们的思想和行为也产生了混乱。深呼吸，促使您的胸腔放松下来，这样才能使体内的能量流动恢复流畅。当下次遇到类似情况时，请您谨记我的建议：先深深地吸一口气，然后再慢慢地将这口气从唇间呼出。

孩子们受到的惊吓和感觉到的疼痛

日常生活中，孩子受伤在所难免。如果您观察孩子一次就会发现，当他在没有大人关注的情况下独自玩耍时，被撞了一下或者自己摔了一跤，即便引起了中等程度的疼痛，他们也不会哭泣。如果孩子知道自己处于父母的关注下，那么他们在同样情况下的反应就截然不同了。

孩子可以学会如何正确地对待疼痛

孩子们往往会大声哭喊，以便吸引关注者对自己的注意。通过哭喊得到安抚，这对一个孩子来说是很正常的。这种安慰和支持能够很有效地增强父母和孩子之间的信任。当然也有那种反应过激的孩子，他们受到一点很小的磕碰就会大哭大叫，好像世界要毁灭了一样。如果孩子为了任何一件琐事而哭闹，孩子和父母的情绪都会很烦躁。

我们可以通过适当的方式对孩子进行教育，使他们正确地认识、对待疼痛和受伤。这时您需要注意以下几点：让孩子独立处理问题。当孩子弄疼自己时，尤其是当他还没有开始哭喊，您不要着急上前并抱起他。给您自己和孩子一点时间。您先用目光接触孩子，让孩子去感受疼痛和惊恐的感觉。孩子应该学会区别轻微和剧烈的疼痛。这些都需要时间，让孩子有时间倾听自己内心的声音，用时间去感受。最后如果可能的话，让孩子自己先向您走过来或者爬过来，然后您再将他抱在怀中。这样一来，孩子在主动采取行动后，便不会觉得自己是受害者了。

和孩子谈谈他受到的惊吓

　　通常孩子在跌倒或受伤后，会受到惊吓。根据研究发现，孩子在跌倒和受伤时，最在意的并不是疼痛，而是他受到的惊吓。所以当您抱着孩子安慰他时，应该首先和他谈谈他受到的惊吓，比如这样说：现在你被惊吓到了，这只是因为你没有思想准备而已。通过这种方式，您的孩子可以学会怎样区别疼痛和惊吓。

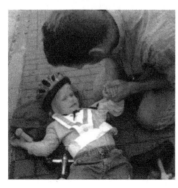

　　意外发生后，不要因为您自己受到了惊吓而去责骂孩子。请您使用亲切、温和的语气和孩子交谈，并给他温柔的抚触，这些都是孩子当时最需要的。

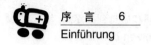
分散孩子的注意力

➤ 另外一种帮助孩子克服惊恐和疼痛的方法是：分散他的注意力。即使像这样一个小小的命令，比如"闭嘴！"就可以转移孩子的注意力，从而使其恢复平静。

➤ 当孩子们因磕碰而受伤时，父母们经常会说："这个凳子真坏！"或者说"这是桌脚故意的！"大人的这种做法其实是完全错误的。首先，这不是事实，一个无生命的物体应该对某些事情负责，这话根本就是无稽之谈。其次，这种把物品当做元凶的做法会让孩子建立一个错误的因果关系。更糟糕的是，当"肇事"的桌子、椅子因此被孩子责打，甚至有些父母们还会帮助孩子这么做。这样的做法会使孩子在很小时就将自己的疏忽和过失归咎于他人，而对自己的错误视而不见。把自己的错误归咎于他人和其他事物，是一种既简单又方便的办法，但是这会为孩子们今后的人生带来很多问题。因此，在这种情况下比较好的做法是对孩子说："这是你自己不小心撞到了桌子，因为桌子待在那里没有办法移动，所以和桌子没有任何关系。"

利用孩子的学习积极性

➤ 在孩子发生小意外的一段时间后您可以再问问他，通过这种经历学到了什么。您可以帮助孩子更好地表达出自己的想法，可以这样说："当地上很滑的时候，我要小心地、慢慢地走。"

孩子一定要学会识别危险情况

对于婴儿和幼儿来说，保证他们拥有安全的成长环境非常重要。因为他们自己还没有具备识别危险情况的能力，更谈不上避免和正确处理危险。也就是说，他们还没有危险意识。

对于 3~4 岁的孩子，我们应该给他们一些与危险正面打交道的机会。这些经验的缺乏往往比受到的伤痛本身更可怕。您不应该在所有事物面前都保持高度戒备的心理。

越早引导孩子了解和认识危险，并让他们在相应的情况下学会处理危险的方法，不仅对孩子有益处，在未来的日子里您也就可以少为他们担惊受怕。这样，孩子也可以拥有独立、自由的发展，养成更好的生活习惯，培育良好的责任心和自信心等品质。

不要过分约束您的孩子

如果您过分约束孩子，使其远离任何危险，可能会出现两种情况：要么受天性和好奇心驱使，孩子无视父母的这些限制或者禁令，使其恰恰陷入您所担心的危险情况；要么孩子会失去自信，变得很是顺从，无法获得独立自主生活的能力。

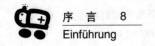
紧急情况下向谁求助

急救电话

拨打急救电话也许比您想象的还要简单。首先您必须知道最重要的急救号码——大多数情况下是拨打救援电话112（德国的急救电话，您可以在附录中找到各种急救电话号码）。

急救中心的接话员通常是经过专业培训的急救护理人员，当您和他们通话时，一定要简洁清楚地说明发生了什么事情。然后电话接线员将主导随后的通话，他的任务是向您询问所有重要信息。在急救中心工作的经历使我认识到：短时间内向急救中心接线员提供尽可能多的信息是没有意义的，因为所有的通话信息必须写在一个记录本上。最重要的信息是紧急情况发生的详细地点，包括所在的街道（大城市中应该具体到城区）、小区楼号和楼层。

关键信息也包含：事发地点的准确描述和回拨的电话号码。

如果事故发生在您住所以外的地点，请您详细描述这个区域的情况。此外，很重要的是请留下呼叫人的电话号码。因为通话中的口述很有可能会听错，例如将"亚当大街"听成了"亚桑大街"。当这种情况发生时，回拨电话的重要性就能体现出来。

手机紧急呼叫

用手机也能拨打急救电话112（德国），但是请注意不要加拨区号。即使手机卡无效或者未激活，此项紧急通话功能也是可以实现的。如果您在车上的手套箱里备有一部旧手机，也可以随时通过它紧急呼救。请注意，关闭手机后电池通常也会很快耗完，因此您最好配备一个适用点烟器接口的手机充电器。

需要耐心！

当您通过手机进行紧急呼叫时，在接通急救中心前您必须耐心地等待。原因很简单：自动定位系统首先要确定您所在的地点，然后将您的电话接通到最近的急救中心。这个过程最长可能会持续 20 秒钟。请您耐心等待，直到电话接通为止！中间千万不要挂断求救电话！

救援服务

为了使您了解急救车可以为您提供哪些医疗服务，我想先给您解释几个概念：

➤ 救护车和出租车的任务比较相似，就是把病人从一个地点运送到另一个地点，它内部空间比较小。紧急情况下的救治并非是它的职责，救治任务是由更大、更宽敞的急救车和急救医生救援车负责。

➤ 一辆急救车配备两名救护助理。

➤ 一辆急救医生救援车上除了两名救护助理人员外，还配有一名医生。

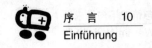

是否派遣急救医生，由急救中心决定。

　　与急救车相比，急救医生救援车数量相对较少。因此，在一些中小城市都建立了所谓的"联动机制"。在这种机制下，急救医生将会自行驾驶私家车前往事发地，这样他就可以和同时赶来的急救车一起行动，起到急救医生救援车的作用。只有在病人遭受生命危险，例如昏迷或者呼吸困难时，才会需要急救医生救援车。

　　是派遣一辆急救车，一辆急救医生救援车，或是一架急救直升机，这些都由急救中心来决定。请您一定要考虑到时间问题：在大城市，急救车一般会在 10 分钟左右达到；而在农村，则会需要更长的时间。在这期间，您应该想方设法维持病人的重要生理功能。

　　很多人对于呼叫急救服务存有顾虑，他们担心由于自己不必要的或是错误的呼救而承担费用。这些担心其实是不必要的，事实上根本不存在所谓的"过失呼救"，即使是当急救人员到达现场后，发现并无紧急救治的必要。举个例子：假设您的孩子流鼻血，您尝试了各种办法为他止血却不成功，于是拨打了急救电话。当急救车到达时，孩子的鼻血却已经止住不流了，在这种情况下不会产生任何费用。只有一种情况会产生费用，就是急救车将病人送到医院，然而这笔费用也是由德国医疗保险公司来负担。

中毒后的紧急呼救

　　在发生中毒情况时，您应该向当地中毒救护中心寻求救助，由中毒救护中心判断中毒情况，并引导您采取相应的急救措施。中毒后最明智的做法是：一定要拨打中毒救护中心的急救电话。但是请注意，中毒救护中心没有急救车。因此，您必须另行拨打急救电话呼叫急救车，最好是在呼叫中毒救护中心之前就拨打急救电话！在附录中您可以找到中毒救护中心的电话号码。

紧急情况下一般不要自己独自开车去医院，而应呼叫急救车。

医院

在某些情况下，例如只是比较小的肢体创伤，明智的做法是，自己开车将孩子送往医院。但这时您应该注意以下两点：

➤第一：首要前提条件是，孩子的情况稳定，不存在任何危险状况。

➤第二：独自送孩子去医院，因为您需要全神贯注地驾驶车辆，所以在途中不会有精力来照顾孩子。

即使患者伤情并不严重，救护人员也有义务将患者送到医院。

只有在开设儿科的医院，孩子才能得到最佳的治疗。那些未设儿科的医院，不能对儿童进行急救。此外，对于某些专业损伤则必须由医院的专业科室进行救治。例如，如果一个孩子眼睛受伤了，接诊医院必须同时设有儿科和眼科。仅凭这一点我们也应该呼叫急救车，由救护人员将孩子送往医院，因为救护人员知道哪些医院拥有相应的科室。

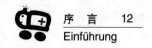
只有开设儿科的医院，才能为儿童提供最佳的治疗。

儿科医生

儿科私人诊所通常不能进行儿童急救，因为他们缺少医疗检查所需要的设备，例如 X 光机。同样，对伤口进行处理有时也需要一些相应的设备和器械。当您不能确定怎样处理时，请拨打急救电话，或者驱车将孩子送往设有儿科的医院。

在急救情况下，儿科医生的作用是有一定专业限制的。

家庭（上门）医疗服务

当晚上或者周末私人诊所关门时，根据规定可由医疗保险机构的指定医生进行上门医疗服务。在一些大城市中可以全天提供这种医疗服务，但是不同地区该项医疗服务电话号码也不相同。在郊区，一般只能通过急救中心联系这种医疗服务。

上门医疗服务并不针对急症病情

上门医疗服务只针对那些情况不算紧急的病例，例如发热性感染。上门进行医疗服务的医生到您家中通常需要一段时间，病人一般要等半个小时或是几个小时。

药店紧急服务

除了正常营业时间以外，药店（在德国）还提供 24 小时紧急服务。至于哪些药店开通了此项服务，您既可以通过报纸或者打电话了解，也可以在您家附近药店的宣传册子上找到，这种紧急服务一般是长期有效的。

本书中给出的所有指导和建议都是在充分考虑当代医学发展现状的情况下，并经过严格的整理之后提出的，但是仍不排除书中内容有误的可能性。出版社和作者对本书中涉及的信息和建议不承担任何法律责任。本书中的内容只针对处于高度危险下，需要急救或医疗救治的情况。在其他情况下该采取何种措施，由急救人员负责决定。

第一章

救生措施

昏迷有时会危及生命：患者可能由于重要机体保护功能的消退而产生窒息，最终导致呼吸停止和心跳停止。下文将详细向您讲解发生以下危急情况时的救生手段和具体操作方法。

1.1 昏迷

昏迷是一种特殊的身体状态，当孩子昏迷时，他无法描述自己的疼痛，您也无法向他询问进行有效沟通。同时，处于昏迷状态下的孩子很有可能因窒息而发生生命危险。

怎样识别昏迷?

当孩子无法应答或者无法被唤醒时，就是处于昏迷之中。昏迷的孩子表面看起来很像睡着了，但是二者之间有一个显著区别：处于睡眠状态的孩子是可以被叫醒的。您可以通过推搡、和他说话或者掐他身体某些无关紧要的部位来唤醒他，例如上臂内侧。如果您还没有尝试过，那么就请您掐一下自己的上臂内侧，您会发现您身体的这个部位是多么敏感啊。

措施第一步：推搡、说话和有针对性地掐。

导致儿童昏迷的最主要原因

请您不要过于担心，因为儿童一般很少会陷入昏迷。与儿童相比，成人昏迷的概率要大得多。因为成年人的器官损害较大，不像孩子的那么健康。由于脏器损害而引发的疾病：例如心肌梗死、中风、心力衰竭和肺栓塞，这些病症只会涉及成年人。还有因酗酒或者毒品中毒而导致的昏迷，一般只会发生在成年人中，根本不会发生在孩子们身上。

发生昏迷并非毫无缘由（昏迷不是从天而降的）

儿童昏迷的原因	
缺氧	由于窒息或溺水。
痉挛	发烧痉挛，癫痫发作。
意外事故	头部创伤，脑创伤。
低血糖	通常出现在注射胰岛素的糖尿病患儿身上。

重要机体保护功能的消退

昏迷之所以如此危险，归根到底是因为当人们处于昏迷状态时，其重要机体保护功能的消退。机体保护功能受大脑调控。然而一旦大脑功能受到干扰，这些重要机体保护功能将会消退，例如吞咽反应、咳嗽反应和呕吐反应等将会停止。上述反应可以防止异物进入人体呼吸道。

因为自己的舌而造成的窒息

另一个重要的生理防御反应可以防止人们仰卧时，舌滑到咽部。如果没有这一反应机制，在我们仰卧睡眠时，就会因自己的舌而引发窒息。而当人昏迷时，这种生理防御反应机能就会失效，窒息的危险便接踵而至。为了让大家对此有更清楚的了解，我们可以翻开急救的历史。早在二战时的急救指南里就有这样一条规定：当人陷入昏迷时，必须将其舌拉出来，然后用安全针进行固定。感谢上帝，这种让人毛骨悚然的"急救穿刺"已经成为往事了。

现在我们知道，只要将人的头部向后抬起就能够直接有效地防止舌后滑。当头部被小心地向后抬起时，舌也自动抬了起来。因此人们将这一技巧命名为"救命技巧"。

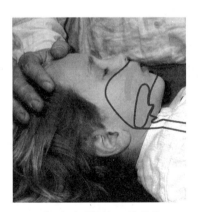

仰卧时舌阻挡了呼吸道。

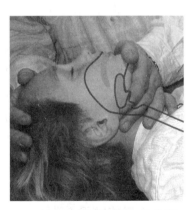

抬起孩子的头部，使其呼吸道恢复通畅。

将您的一只手放在昏迷儿童的额头上，另一只放在他的下巴下面，然后将他的头向后轻轻抬起。对于婴儿来说，只需将其下巴向上轻抬即可。

当昏迷儿童的呼吸停止时，通过后抬头部的动作，可以能够使他恢复自主呼吸。若是昏迷儿童仍不能恢复呼吸，您应该撬开昏迷儿童的上下颚，仔细观察他的口腔内部，看看是否有异物堵住了呼吸道。

注意：当您怀疑伤者可能脊柱受伤时，您需要特别小心。如果孩子仍有可视的呼吸，请不要抬起他的头部，而应继续观察他的呼吸是否持续稳定。

后抬头部可以防止儿童昏迷时舌堵塞呼吸道

呕吐物导致的窒息

当人昏迷时可能会引发呕吐。由于吞咽反应和咳嗽反应的丧失，呕吐的胃容物可能会落入气管然后进入肺部。即使是极少量的胃容物进入肺部，也会对肺造成很大的损伤，因为肺是人体最敏感的器官之一。而呕吐物是来自胃，其中含有的盐酸会对肺部，尤其是肺泡造成极大的伤害。这时我们应该使患儿保持侧卧的姿势，从而使其胃部高于口腔的水平位置，以避免上述情况发生。

稳定的侧卧姿势

让昏迷儿童保持稳定的侧卧姿势，可以使呕吐物在重力作用下，从胃部直接经口腔流出体外，而不会使呕吐物蓄积在咽喉部。在第21页的示意图里您可以看到，如何正确地让昏迷儿童保持稳定的侧卧姿势。根据经验，参加完成急救课程后的学员会很快忘记怎样使昏迷者保持稳定侧卧姿势的各个步骤，但他们一般都还记得保持稳定侧卧姿势的作用。即：口腔的位置必须低于胃部的位置！您可以现在就即兴演练一下。即使您记不清究竟该抬起孩子（或成人）的哪条腿，而搞错了其侧卧的方向，但仍然可以帮助他保持一种稳定的侧卧姿势。

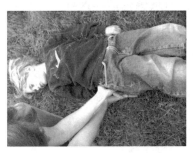

❶ 如何使两岁以上的孩子保持稳定的侧卧姿势：用手将孩子的臀部抬起，并将孩子的一只手手心向上放在臀部下方。

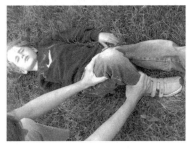

❷ 将孩子靠近施救者一侧的腿弯曲。

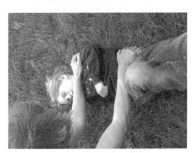

❸ 将孩子的另外一只手臂平放于其腹部，然后轻拉孩子远侧的肩膀和臀部，使其向身下那只手的同侧方向翻转。

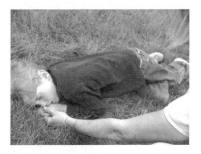

❹ 让孩子头部侧倾并轻轻托起孩子的下巴，使其张口：将孩子身体上侧的手放在他的嘴旁（不是下面！），用孩子的鱼际（大拇指根部掌上突出的肌肉）使嘴总是保持张开状态。

稳定的侧卧姿势可以让胃的呕吐物从嘴里流出来

顺便提一下，在瑞士，急救老师们教授的是另一种姿势，称之为侧卧（而非稳定侧卧）。同样在前东德也推荐这种"非稳定式"侧卧。这种侧卧不像按规范完成的稳定侧卧那么稳定，但只要胃的位置高于嘴，呕吐物就可以从张开的嘴流出，侧卧的目的也就达到了。

此外，无论您将儿童和成人向左边或者右边翻转侧卧，对心脏都不会造成影响。

婴儿俯卧姿势

婴儿在昏迷状态下需要俯卧。原因是：由于他们的腿和胳膊都很短，无法形成稳定式侧卧。

孩子腹部向下形成俯卧姿态，头侧向一边，稍稍向后偏转一点。两支手臂向上放在头的两侧。

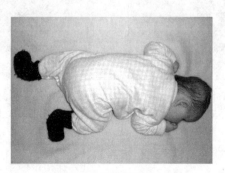

婴儿俯卧姿势

呼吸和血液循环系统是什么?

当人处于昏迷状态时,他的呼吸和血液循环系统却还在工作着(否则我们称之为血液循环停止和/或呼吸停止)。

首先,应该检查患者是否还有呼吸,然后将患者稳定式侧卧或者俯卧,紧接着我们一定要在急救人员到达之前的每分钟都检查一次患者的呼吸。如果这项基本生命体征消失,就必须进行心脑肺复苏抢救(参见第 27 页和第 33 页)。

检查呼吸

将您的耳朵直接放在孩子的鼻子或者嘴上面,您就可以确定出他的呼吸状态。

现在,您应该按顺序采取如下措施:首先,您应该观察昏迷儿童口中是否有异物,例如口香糖。如果口中存有异物,那么用手或者借助手绢、衬衣衣袖将异物取出。接下来抬起儿童的头,然后将您的耳朵直接置于他的鼻和嘴的上方。此时您可以通过听和用面颊部的感觉来判断孩子是否还有呼吸。通过这种方式,即使是很微弱的呼吸您也可以感觉到。

将您的耳朵直接放在孩子的鼻子或者嘴上面

后抬孩子的头部(参见第 19 页插图)的意义在于,使孩子的舌抬起来。因为如果舌向下滑落的话,即使他的呼吸生理功能还在,也无法正常呼吸。

如果发现孩子没有了呼吸,您应给孩子做两次人工呼吸,然后马上实行心脑肺复苏术（参见第 33 页）。

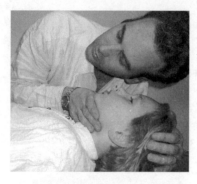

检查呼吸：将您的耳朵直接放在孩子的鼻和嘴上面，同时观察他的胸部活动。

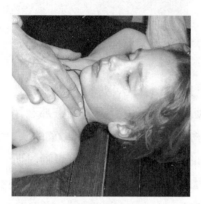

对于年龄稍大的孩子，您可以用两个手指（不要用拇指）触摸他的颈部动脉进行呼吸检查。

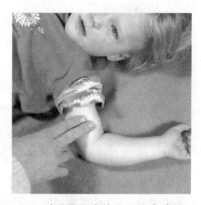

对于婴儿或幼儿，您应该用两个手指触摸他的上臂内侧来进行呼吸检查。

检查血液循环

感觉成年人的脉搏时，可以将手放在他的颈动脉上。但是婴幼儿还没有所谓的脖子，因此只能在身体的其他部位来感觉脉搏。对于已经到上幼儿园年龄的孩子，我们可以用两个手指触摸他的上臂内侧来感觉脉搏。上臂内侧的两块肌肉之间是上臂动脉，您应该在两只手臂上都进行脉搏检查。此外，您还可以在这个部位进行急救措施：向内按压住上臂动脉，可以起到止血的作用（参见第 118 页）。您可以现在就尝试着在自己的上臂找到这个位置。它位于上臂内侧两块大肌肉（肱二头肌和肱三头肌）之间。

对于 3 岁以上的孩子，他们的颈部已经发育得很明显，这时我们就可以通过触摸颈动脉来感觉他们的脉搏。为了能够准确地找到位置，您可以利用两根或三根手指，从喉部开始触摸喉和颈部肌肉之间的纵深位置，不用触摸过于外侧的位置。不要用您的大拇指触摸，因为使用大拇指时您感受到的是自己的脉搏。您稍微往里按压一点，就可以感受到颈动脉。在颈部的另一侧重复同样的动作。说实话这需要训练，因为人通常在紧急情况下是很紧张、很慌乱的。感觉几秒钟的脉搏跳动，颈部两侧的脉搏都要感受一下。最新的急救培训甚至推荐不再感觉脉搏，因为如果操作者对此不够熟练，会浪费很多宝贵的时间。当孩子没有生命体征时，如：没有呼吸、没有肢体反应和皮肤没有血色，再实施复苏急救措施。

紧急情况下：不要将时间浪费在感觉脉搏上。

脉搏的测量：为什么不在手腕处？

您也许会有疑问，为什么不像平常一样在手腕处感觉脉搏呢？假设一下，虽然心脏还在跳动，但是此时它跳动得非常微弱。在这种情况下，脉搏只能在颈动脉和上臂的大动脉上可以感受到，而在手腕处是感受不到的。只有在平常状况下，才可以通过触摸腕部的脉搏测量心率。

心跳可以听到吗？答案是否定的。请不要尝试把耳朵贴到孩子胸部，您根本不能听清楚或感觉到他的心跳。

孩子的生命体征值

	年龄	呼吸频率 *	脉率 *
新生儿	6 周以内	40 ~50	120
婴儿	1 岁以内	30 ~40	120
幼儿	1 ~6 岁	30	110
学龄儿童	6 ~14 岁	25	100
青少年	14 岁以上	16 ~20	80
成年人	18 岁以上	14 ~18	70

* 每分钟

昏迷和晕厥：他们的区别在哪里？

就像本章开头所写的很多原因，如缺氧、痉挛、意外事故和中毒都可以引起昏迷。同时大脑功能会在很大程度上受到直接影响。

然而，晕厥会有不同的表现。晕厥只会持续很短的时间，它只是由暂时性的血液循环障碍造成的。病人会自己重新醒过来。我们大概可以这么理解，发生血液循环障碍时全身的血管都会扩张。其后果是，血液在人的下体聚集而使脑部供血不足。

晕厥只会持续很短的时间，是由暂时性的血液循环障碍造成的。

大脑此时就会有缺血反应，然后晕厥使人处于一种水平体位。处于平躺状态下的大脑此时又可以得到充足的供血，人就可以重新恢复意识。通过他人的帮助将腿向上抬起，有助于血液循环恢复稳定。

当天气过于闷热、身处空气流通不好的室内，或在强烈的疼痛下，人都容易出现晕厥。有些人还会因看见鲜血而晕厥倒地，尤其在血压较低的人身上容易发生晕厥现象。

1.2　人工呼吸

通过呼吸和脉搏检查，确认病人已经停止呼吸后，这时急救人员必须对其进行人工呼吸。这是一项非常重要的救命措施！

　　在此，我将使您从中相信，做人工呼吸是一种非常简单的事情，练习人工呼吸可以带来很多乐趣。现在请您将以前为了考取驾驶执照而在急救课程上听到的和练习过的东西统统忘掉。

在女儿3岁时，有一次在朋友家电视上看见救生员为溺水者进行人工呼吸。后来，当她就此刨根问底地询问我时，我建议她不妨试一试人工呼吸。我让她平躺在地板上并且屏住呼吸，然后由我给她做人工呼吸。一开始的尝试没有成功，她的反应很是抗拒，不让肺部吸入吹入的空气。她稍后完全放松了下来，开始喜欢上人工呼吸这种感觉。在随后的一段时间内，我每晚都要和她做这个游戏。有时她给我做人工呼吸，有时我给她做人工呼吸。女儿非常自豪，因为学会了只有"大人"才能做的事情。同时她也了解了一些关于自己身体的知识。顺便提一下：练习人工呼吸是完全没有危险的。

现在谈论一下您自己，您可以通过人工呼吸的练习，了解一下自己是不是一个放得开的人。您可以找一天晚上，当您和爱人很舒服地躺在床上时，可以一起练习一下嘴对嘴的人工呼吸。您会发现，抑制住自己的呼吸，完全信任对方来为自己做人工呼吸，是一件多么困难的事情啊。我曾经多次使用类似的方法，在急救课程上让学员借助于一个人工呼吸器进行练习。事实证明，有些人的戒备心太强，完全不放心由别人来为自己做人工呼吸。当然在紧急情况下这种事情并不会发生，因为接受人工呼吸的人肯定已经失去知觉了。

做人工呼吸比您想象的要容易！

实际上，很多人很害怕人工呼吸——确切地说是"口对口人工呼吸"这种急救措施所产生的"身体接触"。一方面，人们担心这种接触感染上传染性疾病；另一方面，人们认为人工呼吸太专业。

是口对口，还是口对鼻？

人工呼吸法的操作技术实际上极其简单。口对口或口对鼻这两种方式其实没有什么本质区别。进行口对口呼吸时，注意将患儿的鼻子捏住；口对鼻呼吸时，一定要把患儿的嘴捂上。由于婴幼儿的脸部还很小，所以对婴幼儿进行人工呼吸时可同时对口和鼻进行。

请您注意，给孩子做人工呼吸时一定要将孩子的头向后抬起、下巴上翘，否则后缩的舌会阻塞气管。

为了使您的唇部紧贴孩子的面部，所以您必须将嘴张得很大，放松嘴唇，然后您才可以开始。

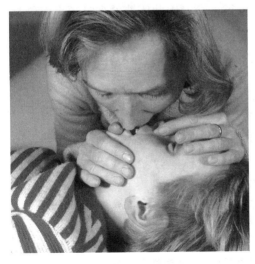

人工呼吸时，要让患儿的头部向后仰起。口对口人工呼吸时将孩子鼻子捏住，口对鼻呼吸时捂住嘴巴。

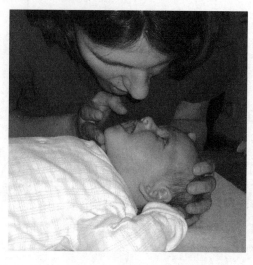

给婴幼儿做人工呼吸时，患儿的头部轻轻向后仰起即可，同时让空气通过婴儿的口和鼻进出。

（完成一次呼吸）需要多少空气？

您在给婴幼儿或成年人进行人工呼吸时，需要呼入他们体内的空气量是截然不同的。婴儿的肺容量也就相当于一个喝酒的小杯子，这点肺容量实在是小得可怜，因此婴儿的呼吸频率大约是成年人的三倍。在做人工呼吸时，您一定要注意这一点。学龄儿童的肺容量约为半升，成年人的肺容量约为一升。您给患儿做人

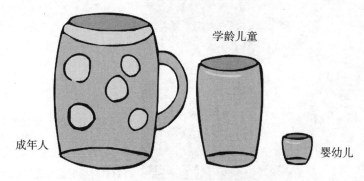

学龄儿童

成年人

婴幼儿

婴幼儿、学龄儿童和成年人肺容量的比较。

工呼吸时，不能像给气垫打气时一样用力。当太多的空气进入肺部时，也会给肺部带来伤害。您可以通过患儿胸腔有无明显起伏来判断您的呼吸力度是否适合，一般情况下您根本不需要过于紧张。

1.3　复苏术

在孩子身上发生呼吸和血液循环这两种重要身体机能停止的情况非常罕见。和成年人相比，孩子的身体器官是非常健康的，通常只有受到严重的外在影响后（最常见的因素是溺水），才会导致血液循环的停止。

婴幼儿猝死

还有一个没有谈到的例外情况，就是孩子的猝死：一周岁以下的孩子可能会在睡梦中完全没有任何征兆的情况下死去。父母们应在晚间和夜间看看孩子是否一切正常。如果发现孩子没有任何疾病而突然猝死，是一个让任何父母都痛苦不堪的厄运。

孩子猝死——一个令人困惑不解的悲剧

时至今日，现代医学仍然无法对抗这个现象。孩子突然死亡的确切原因无人知晓。虽然现在存在各种猜测和病理数据分析，但是对于解决这一难题，人们还是一筹莫展。

就这一情况的预防而言，建议您让孩子以完全平躺的姿势睡觉。怀孕期间母亲的吸烟行为会增加孩子出生后猝死的风险。动物皮毛、奶嘴链和多余的玩具应该尽量放置在远离婴儿床的地方，以免孩子因误食而窒息，当然奶嘴不会带来上述危险。

建议您不要用被子把婴幼儿盖得过于暖和，最好是给孩子使用睡袋。儿童卧室的最佳温度为 16℃ ~ 18℃ 之间。

请您给患病的孩子配备一套监视报警系统。当您刚开始使用这个系统时，经常会有让人神经紧张的假警报——误判了孩子的呼吸运动。近几年来我认识了一些父母，他们对自己使用的监视报警装置十分满意，因为出现假警报总比没有警报好。您要与一名经验丰富的医生交流一下，他的指导一定会让您受益匪浅。

对那些四处寻求建议的家长，我推荐你们在孩子满一周岁后再去接种疫苗，因为每一种疫苗都会使免疫系统承受巨大的压力。医生们当然不愿听到，孩子的突然死亡和过早接种疫苗有关系。但是研究表明，在一岁后接种疫苗会更安全。

急救可以起到关键性作用

呼吸或血液循环的停止会导致大脑缺氧。您也许想知道，大脑缺氧的状态可以维持多长时间？答案是，只有很短的时间，一般来说，当这个缺氧过程不超过 3 ~ 5 分钟时，大脑不会受到不可恢复的伤害。低温会减少大脑的氧气消耗量，使大脑的可缺氧时间延长。因此，心脏手术都会在特殊的低温手术室中进行。同样的原理，在冬季掉入冰窟中较长时间的孩子仍有生还的希望。我了解的一个案例表明：一个少年掉入冰窟中，30 分钟后才被救上来，通过心脑肺复苏仍然恢复了生命，而且大脑并没有受到不可逆的损伤。

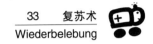

心脑肺复苏：心脏中发生了什么？

通过仔细检查后确认，患儿停止了呼吸，已经没有了生命体征，就必须要在急救医生到来之前采取措施，替代自主的呼吸和血液循环的功能。您要交替地给患儿做人工呼吸和心脏按压。

只有当孩子昏迷、不再呼吸、也没有脉搏的时候，
才会发生心脏血液循环停止。

人工呼吸已在前文中叙述过，您应该和孩子或者爱人练习一次，这会非常有乐趣。但是心脏按压术则不能练习，因为这会扰乱健康心脏的功能。

当您在胸腔上进行心脏按压时，施加在胸部的力会将患儿心脏中的血液挤压出心脏。当您不再给心脏施加力时，胸腔复位，血液又会流回心脏。心脏的四个瓣膜在这一过程中还会起到阻挡回流的作用，就像心脏正常工作一样。

如果您认为，心脏的位置在胸腔的左边，那您就是被这个广为流传的谬论所欺骗了。心脏几乎位于胸部的正中央，只有心尖探向胸部的左侧。因为这个重要的原因，在进行心脏按压时，正确的做法是直接按压胸骨（受力点在胸骨的正中间）。

请您不要紧张：其实您不会做错什么。

向下按压的深度应约为胸腔高度的1/3。这听上去深度很大，

但是孩子和青少年胸骨具有很大弹性，完全可以承受这样大的按压力。老年人的骨骼已经变得很脆，在按压时容易发生肋骨骨折。一些坊间的传言可能让您很担心，比如说心脑肺复苏可能导致危险，人们最好别做，因为可能造成肋骨骨折等。这些说法都是完全错误的，只是人们不求有功，但求无过的借口罢了。我从未在实际情况中遇到因采取急救措施而发生错误，或者是因此造成伤害的病例。相比而言在某些情况下，人的行为也许不是完全正确，但是在紧急情况下无所作为才会真的带来伤害。哪怕您只是略微了解一点心脑肺复苏术，在急救情况下也不应迟疑，而应施救。

此外：迄今为止，还没有急救人员因为急救错误而承担责任，见死不救的人倒是会被追究责任。

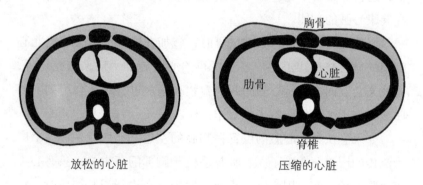

放松的心脏　　　　　　　　压缩的心脏

复苏术的实施步骤

在实施复苏术之前，您先得保证一些基本条件得到满足。首先，您需要找到一个合适的地方，可以确保您在侧面从容地靠近孩子的上身和头部。为了避免跪在地上或者费劲儿地弯腰，可以将婴幼儿放到桌子上面。垫在身子下的物体一定要硬且牢固。用床作为心脏按压的地方是不可取的。心脑肺复苏术指南对婴幼儿和成年人实施复苏术的标准进行了统一规定，即每进行两次人工呼吸后按压心脏 30 次。而且出于时间的考虑，对按压点的要求也不是很严格。

如果您确定患儿已经没有生命迹象时（参见第 23 页和第 24 页），请立刻给他进行两次人工呼吸。同时您需要观察他胸腔的扩张和下降情况，然后马上拨打紧急呼救电话！

紧接着您应该开始对患儿进行心脏按压。孩子越小，按压的频率越快，例如，婴儿的心跳速率是成年人的两倍。同样地，对婴儿进行心脏按压的速率也应该是成人的两倍。因此，您应快速地按压（每分钟按 80 ~ 100 下）。您按压时一定要大声计数！一方面，您可以借此保持按压的节奏；另一方面，您可以通过听自己数数的声音来使自己冷静下来。

婴儿

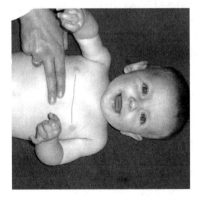

婴幼儿：用两根手指在两个乳头连接线下一指的地方进行按压。

按压点位于胸骨中间位置，大概在乳头连接线以下一指宽的地方，但是没必要非得毫厘不差地找到这个点，只要在胸骨正中间下面一点的地方按压就足够了。

人工呼吸和按压心脏的比率是 2 ：30，即：每两次人工呼吸后进行 30 次按压。

幼儿园学龄儿童

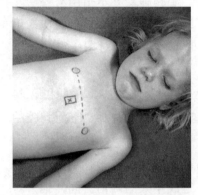

幼儿园学龄儿童：按压点位于胸骨末端以上大约一指宽的地方；用一只胳膊或两只胳膊按压；每两次人工呼吸后按压30次。

按压点在胸骨中间，您通过摸索找到胸骨末端，向上一指宽的地方就是按压点。但是您没必要非得毫厘不差地找到这个点。您伸直手臂，并只能用手掌鱼际部位进行按压，最好是跪在孩子旁边。

每两次人工呼吸后进行30次按压（比例2：30）。

学龄儿童

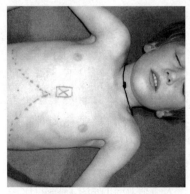

学龄儿童：按压点位于胸骨末端以上两指宽的地方；用一只胳膊或两只胳膊按压；每两次人工呼吸后按压30次。

为了能够使按压有力，您需要用两只手来按压。您应该交叉双手，手指叠放，用双掌的鱼际部位进行按压。

重要的是：您应该完全伸直双臂，使用上身的力量，而不是只用胳膊的力量来按压。只用胳膊的力量来按压非常费力，这样的按压只能维持很短的时间。

按压时，向下压进去的距离约为整个胸腔深度的1/3。每两次人工呼吸后进行30次按压

（比例 2 ：30）。

在专业急救人员到达并接管抢救之前，您无论在什么情况下都不应该停止对患儿实施心肺脑复苏术。

急救小组在做人工呼吸时采用的是百分之百的纯氧。急救医生会给患儿注射药效很强的药剂（比如肾上腺素），并且通过移动心电仪器的显示屏观看患儿的心脏活动情况。通常情况下，通过这些辅助手段的使用，可以让心脏自身的功能得以恢复。

第二章

呼吸系统急症

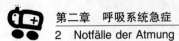

从我这几年开办的儿童急救辅导课程来看，大多数家长或监护人最想深入了解的内容就是：如何应对呼吸系统的急症。原因很简单：儿童经常会遇到呼吸困难的情况，特别在少年时期，孩子患上的急症很大一部分是由呼吸系统急症诱发的。这主要是由儿童的呼吸道狭窄导致的。婴幼儿的呼吸道直径仅有 8 毫米，大致相当于一支铅笔的粗细（成年人呼吸道的平均直径约为 18 毫米）。

如果将一粒花生放在一支铅笔旁边，您就会明白，在谈到最容易被卡在儿童呼吸道内的异物时，为什么花生常被当做一个典型的例子。也正是由于儿童呼吸道比较狭窄，即使是白喉病所引起的轻微肿胀，也能够导致儿童呼吸困难。

2.1　呼吸和氧气：身体内究竟发生了什么？

呼吸是由大脑控制的。控制呼吸系统的神经中枢位于延髓中，那里也是一些极其重要的神经反射起源的地方。大脑缺氧会导致这些神经反射中断、呼吸停止和昏迷。当心脏停止跳动半分钟后，由于呼吸神经中枢的缺氧，就会造成呼吸完全停止。

这和心脏运作情况有所不同，尽管心脏同样是由大脑通过神经中枢来控制的，但也可以在没有神经中枢控制的情况下自主搏动。因为心脏拥有自己的搏动驱动器——窦房结，所以在心肌得到充足氧气供应的前提下，心脏可以用比正常跳动较慢的速率，在脱离大脑控制的情况下自主工作。

红细胞将氧气从肺部输送到身体的各个细胞中，细胞内的物质代谢会产生副产物：二氧化碳。二氧化碳会溶解在血液中形成碳酸，然后从肺部排出体外（参见第 62 页：换气过度——没有危险的呼吸困难）。控制呼吸系统的神经中枢会根据血液中的二氧化碳浓度调节呼吸，即血液中溶解的二氧化碳越多，呼吸就会越急促。

潜水时要小心：你的呼吸神经中枢可能被欺骗。

健康人血液中的氧含量大约为 98% ~ 100%。血氧浓度并不能通过急促地深呼吸得到提高。有些儿童在潜水之前喜欢深呼吸，这只不过是欺骗他们自己的呼吸神经中枢。通过深呼吸，血氧浓度并没有升高，却降低了呼吸的紧迫感，而且增加了血液中二氧化碳的含量。这种情况会让儿童在水下进入一种不易察觉的缺氧状态，可能导致儿童昏迷，引起生命危险。在潜水之前，孩子们应当像平常一样呼吸，这就可以让呼吸神经中枢保持一种正常的状态，让儿童有出水换气的紧张感。

缺氧状态可以通过变为青紫色的皮肤（发绀）辨认出来。就像皮肤下的静脉会由于低含氧量的血液回流心脏而显现蓝紫色一样，所以缺氧状态中的皮肤也会呈现蓝紫色。

2.2　呼吸困难情况一览

呼吸困难可能会发生在呼吸道的各个部位：咽部、喉部、气管和支气管。呼吸困难既可以由体外因素诱发（如异物卡住喉咙、蜂类蜇伤），也可以由体内病变造成（如过敏、哮喘和换气过度）。

在治疗呼吸困难急症时，人们不免要遇到这样一个难题：因无法看到呼吸道内部，才不能查明病因。但是只有认清病症的诱因，才能找到有效的治疗方法。比如被蜂类蜇伤所诱发的呼吸困难，是不能通过背部拍击法得到缓解的。

下表是根据典型的情况，列出了一些易于引起儿童呼吸困难的重要因素。

儿童呼吸困难是如何引起的?
在露天环境中玩耍时： 误吞异物、蜂类蜇咬、过敏、哮喘、过度换气、胃部或太阳穴遭到击打
疲劳时： 哮喘、过度换气
在室内玩耍时： 误吞异物、哮喘、过敏
进食时： 误吞异物、过敏
夜晚中： 白喉、误吞异物
伴有发烧的疾病情况： 会厌炎
在发怒时： 急性抽搐（短时间的惊厥或剧烈啼哭）

误吞咽异物

在讲这个问题之前，首先要阐明一个概念：吞咽这一动作既可表示异物卡在呼吸道中，也可表示异物进入胃中。为了简便起见，这两种情况分别由"吞咽（也可称为吸入）"和"咽下（异物进入胃中）"两个词加以区别说明。

由于误吞咽异物而导致的呼吸困难比其他急症发生得更加突然，让人始料不及。这种呼吸急症可划分为不同强度：从不影响正常呼吸的持续咳嗽到窒息。

一些玩具包装上的警告会提醒购买者，内含可能导致孩子误吞咽的小零件，因此不适于3岁以下的儿童玩耍。孩子的年龄越小，误吞异物的危险就越大，所以人们对此应十分小心。因为即使是最严格的安全措施，也不能完全阻止吞咽异物而导致的噎塞危险。尤其是对于那些只会爬行的幼儿，他们总是在孜孜不倦地满地搜寻可以放到嘴里的东西，使得人们爱称他们为"吸尘器"或是"垃圾道"。幼儿的家长一定要牢记一句话：别给您的孩子任何会噎住他们的小东西！

花生

不要给不到3岁的孩子喂完整的坚果——尤其是花生。您可以把坚果磨碎后再喂食，这样就可以了。同样容易被误吞咽的东西还有玻璃球、弹珠和小块的乐高玩具，一小块饼干、一块苹果或是一块胡萝卜也能卡在喉咙里。因此，不要让3岁以下的幼儿独自进食或玩耍。当孩子可以开始独立进食之后，您最好只给他们整个的苹果或是面包等食物，而不是切成小块的食物。孩子们自己会把食物啃咬成能让他们轻松咽下的小块。事先切好了的小块食物反而比较容易堵塞喉咙。

请勿将苹果切成小块后喂食您的孩子——最好让他们啃咬整个苹果

如果孩子被异物堵塞喉咙，紧接着就会剧烈咳嗽。这是因为当有异物阻塞在喉部或是气管中时，引起了反射性咳嗽。如果异物堵塞得太紧，导致孩子只能吸入很少的空气或完全无法呼吸时，几秒钟时间内情况就会急剧恶化，导致生命危险。所以每一位看护孩子的人，都应该掌握后文中所述的急救方法。当您独自一人遇到孩子呼吸道异物阻塞的情况时，请您先进行这个急救措施，然后再呼叫急救医生，以免错过抢救的黄金时间。当您的孩子要由他人（比如保姆或祖父母）来照料时，请您事先向他们传授并演示这两个急救手段：背部拍打法和海姆里希急救法（因美国医生海姆里希而得名）。根据记录，有许多一岁到一岁半之间的孩子是因卡住的葡萄而最终导致窒息。在这种情况下，如果施用海姆里希急救法是可以挽救他们的生命。

2005 年时，我亲身经历了一个悲剧事故。莱茵地区的一个 14 个月大的小女孩因被葡萄卡住呼吸道，窒息身亡。事情的经过是：她的姐姐给了小女孩一个葡萄，没有人觉得这有什么不妥，但是葡萄卡在了小女孩的喉咙里，使她无法呼吸。当时全家都在场，却没有人有能力采取合适的救助措施。背部拍击法的尝试也没有起到任何效果，这个孩子最终死在了父母的怀中。随后赶到的急救医生也无力挽回她的生命。原因很简单，大脑最多可以耐受 3 ~ 5 分钟的缺氧状态，而急救人员需要 10 分钟才能赶到现场（城市中）。如果家中的急救措施不能奏效，那对处于窒息险情中的孩子来说无疑是致命的。

如果父母掌握了海姆里希急救法，这个孩子的生命很可能会被挽救。这么说对于这对父母来说可能不是一个很好的安慰，但是可以鼓励其他父母，更多地为孩子的安全考虑。学习一些儿童急救知识是很有帮助的。

为什么一岁左右的孩子特别容易被异物卡住喉咙

当孩子在 9 个多月 ~ 1 岁的时候，开始食用固体食物，而食物或是饮品会经常错误地进入呼吸道。出现这种情况的原因是因为，孩子的饮食习惯正在从流体食物向固体食物转变。婴幼儿可以在喝奶的同时进行呼吸。刚刚开始给孩子哺乳的母亲们总是很奇怪，孩子怎么不用停止吸奶就可以吸气。婴儿吃奶的同时并呼吸，这样就不会引起他们的尖叫。婴儿的这项技术是由于靠上的喉头位置促成的。随着喉头位置的下降，进食习惯开始改变，吞咽动作也不再以婴儿所习惯的方式进行。

祖父母和保姆也应当掌握这些急救方法

请不要用手指去移除阻塞物

如果您尝试用手指去移除孩子喉咙中的阻塞物，反倒会把阻塞物推到呼吸道更深的地方。成年人的手指对于儿童狭窄的呼吸道来说太粗了，根本不可能抠取出堵塞在其中的异物。如果一根面条落入呼吸道，并且能够看见它，那么当然可以用手指帮忙进行清理。请您在任何情况下也不要将镊子或是类似的工具伸到咽喉腔内，因为这样非常容易造成喉部的伤害。

背部拍击法

当您试图清除阻塞物时，请先尝试背部拍击法。这种方法既迅速又简便。过去，人们推荐抓住孩子的双脚让其头朝下倒挂起来。这种方法尽管有效，但是用一只手很难完成。此外，还容易在这种体操般的动作中将孩子的头撞在地上。现在更简便的方法是，让孩子趴在您的前臂、大腿或是桌椅上，上半身下垂，用您的另一只手在孩子背部与肩胛骨同样高的地方拍打 3 ~ 5 次。请用手掌拍击，而不是使用手指。用手掌要比用手指拍击时更好地传递力量，这时需要的是一定程度的冲击力。请您拍击时千万不要犹豫胆怯，也不用担心拍击会对孩子造成伤害。根据我的观察，家长会很好地感觉并保持正确的拍击力度（参见下一页中的插图）。

阻塞物会在拍击时被震松，并在重力的作用下向嘴的方向运动。所以重力的作用和拍击同样重要。如果孩子的姿势是水平的，那么拍击起不到任何作用。孩子的上半身必须明显地向下倾斜。即使您当时很慌乱，也千万不能忘记这点！

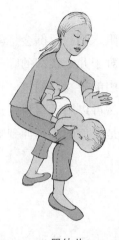

婴幼儿

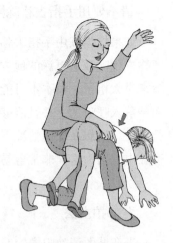

幼儿和学龄儿童

请您用手掌在两个肩胛骨之间拍击，同时孩子的上半身一定要向下倾斜；这两幅图说明，拍击不同年龄阶段孩子时的姿势也不同。

如果孩子保持头部向上的姿态时使用背部拍击法，虽然异物也会被震松动，但异物会向下落入支气管甚至是肺里。当然要尽量避免这种情况的发生，否则就只能到医院用内窥镜手术才能取出异物。万一这种事情真的发生了，医生能够知道异物的形状和大小会对手术有很大帮助。如果可能的话，最好是带上一个和阻塞物同样的物体拿给医生看。凭借比较物的大小，医生可以大致判断异物掉落的深度。

危难时的救星：海姆里希急救法

某些特殊情况下，背部拍打法也会不奏效。如阻塞物表面较粗糙，就有可能堵塞的非常牢固，只能通过另外一种方法——可以称之为喷射法。一小块饼干就可能导致这样的麻烦。

当背部拍击法不起作用、孩子面临窒息的危险时，
请您使用海姆里希急救法。

弹珠有时也会死死地卡住喉咙，以至于使用背部拍打法也不管用。这时候就要用海姆里希急救法（得名于美国医生海姆里希博士）。在背部拍打法已经不起作用、孩子面临窒息危险时，这种急救法可以说是关键时刻的救星。

一位不久前在我这里学习过急救课程的母亲给我打电话来表示感谢。她给我讲了这样一件事：

她6岁的儿子帕特里克必须在晚饭开始前将自己房间里的弹珠整理好。忽然，帕特里克惊慌失措地跑到客厅里找到他的父亲。当时他已经说不出话来，也不能呼吸了。

他的父亲马上想到了弹珠，于是立刻将孩子放在膝盖上拍打他的背部，一个弹珠被吐了出来，但是孩子还是不能呼吸。这位父亲也手足无措了，连忙喊来妻子。她先呼叫了急救人员，然后这位母亲从儿子的身后抱住他，开始使用她之前在课程中学到的海姆里希急救法。在第二次用力挤压的时候，第二颗弹珠终于出来了。当急救人员在大约10分钟后赶到时，他们迅速地给孩子做了检查，然后赞许并肯定了孩子父母所采取的正确行动。

　　海姆里希急救法就是通过猛烈挤压横膈使肺部存留的空气迅速被挤压出来。实际上是人为地制造了一次咳嗽，将卡住的异物喷出来。要想使这个方法起作用的话，用力必须得大。这一动作在急救课程上是不能演练的，因为理论上来说如此猛烈的动作有可能会造成上腹部的受伤。一般的经验证明，如果不是受到像自行车把手一样的锋利物体的撞击，上腹部的器官是可以承受住比较强烈的挤压而不受伤害。

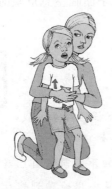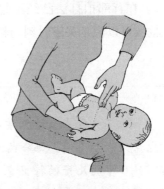

在对一岁以上幼儿、学龄儿童和成年人施用海姆里希急救法的时候，可以采取站姿。着力点应在上腹部的肚脐和胸骨之间。施救者应用力挤压。

在对一岁以下的哺乳期婴幼儿施救时，施救者应用两个手指或是拇指下方的鱼际按压胸骨中部（而非腹部，参见第 36 页复苏的着力点）。这种方法不太可能导致伤害。如果孩子腹痛，应将孩子带往医院进行检查。

　　我认为有一点尤其重要，对于所有父母和其他给孩子进行海姆里希急救的人，要放心大胆地去做。这可以挽救要窒息的孩子（或成年人）。在美国，特别是在纽约，有一些饭店中的显著位置可以见到如何采取海姆里希急救法的图示。

　　如果施救后孩子开始腹痛，请您带他去医院检查。请注意：海姆里希急救法不可以在人体上做真正的练习，就是说完全不可以实际操作，简单示范一下就可以了。

> 　　4 岁的尤纳斯在吃苹果的时候被卡住了，几乎无法呼吸。他的母亲抱着他急忙跑到两层楼上的诊所。诊所的女医生试图用手指取出苹果块，没有成功。然后又使用了吸痰机，也没有达到期望的效果，于是呼叫了急救车。由于小男孩儿无法继续吸入更多空气，几乎一动不动。当母亲听到急救车的警报声，急忙抱着小男孩儿冲下楼梯迎向急救人员时，孩子突然咳嗽起来，吐出了一个苹果核，孩子得救了。
> 　　情况是这样的：当母亲抱着孩子急奔下楼的时候，对孩子腹部施加了挤压，颠簸实际上起到了海姆里希急救法的作用，将孩子肺部剩余的空气挤压了出来。

吞咽

在吞咽时，食物是进入气管还是进入食道，是由会厌决定的。人做吞咽动作时，会厌会关闭呼吸道。您可以试试缓慢吸气，并同时做吞咽动作。您会发现，这两个动作是不能同时进行的。

异物通过食道吞咽到胃里，可能导致的危险比异物阻塞在呼吸道里相比要轻一些。然而尖锐的、有棱角的异物或是大块食物也会引发危险，因为它们可能会在食道中挤压气管，从而导致呼吸道变狭窄。气管和食道是相邻在一起的，确切地说，是前后相邻。气管是由环状软骨构成的一个管道，气流可以不受阻碍地出入；而食道则是由肌肉组织构成的，可以依照吞咽的食物形态进行收缩，将食物送进胃里。

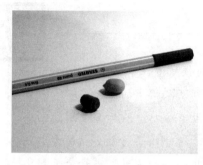

婴幼儿的呼吸道直径和一支铅笔的粗细差不多。花生豆、小的乐高玩具或是小的葡萄粒都可能卡在呼吸道中，给孩子带来危险。

气管中的异物：可以用背部拍击法施救

消除阻塞在食道中的大块食物：深呼吸或喝一杯水

当食物卡在喉咙中

卡在食道中的大块食物或是药片都可能压迫气管。这种压迫带来的疼痛会让孩子疼得落眼泪，有时还会产生呼吸不畅的感觉。这时候就不能使用背部拍击法了，因为在这种情况下应该促使阻塞物向胃部运动。深呼吸或是喝一杯水，可以让噎住的物体顺利进入胃内。

鱼刺卡了喉咙

一根看不到的鱼刺扎在嘴里或是卡在咽喉上时，很多孩子（包括家长）都会很害怕。这种突发情况虽然让人很不舒服，但是并不危险。如果牢牢卡在嘴里或是喉部的鱼刺能清楚地看到，可以试着用钝头的镊子自行取出。但是一定要小心，因为这可能会伤到孩子。如果鱼刺扎在咽喉的深处，请您一定要到耳鼻喉科（诊所或医院皆可）就诊，在那里医生会用专业器械将鱼刺取出，即使鱼刺位于食道的前段。

即使一开始的疼痛感在短时间后消失了，也一定要把鱼刺清理出来。咽喉的异物会引起感染或是溃疡。幸运的是，被误吞的鱼刺一般情况下不会造成什么麻烦，在胃部的酸性环境下它会被完全溶解掉。

您应该给孩子吃鱼柳，这样就会避免出现很多问题。

尖锐的物体

当孩子将钉子、针、餐具碎片或是其他类似的尖锐异物吞下的时候，可能会造成消化道的损伤。一旦异物进入了胃里，您可以做的就非常少了，只能等待并观察孩子的情况。您可以在此期间征求一下医生的建议。孩子的排泄物需要仔细检查，直到在其中发现所吞咽的异物才能放心。一旦孩子出现腹痛，就必须送往医院进行 X 光和超声波检查。

您能做什么

食用棉花和酸菜（一种德国泡菜）可以将吞入的异物包裹起来，使胃部免受伤害。是的，您没读错！在不慎吞入异物后可以吞食一些生的酸菜或是撕扯成小块的棉团。孩子的年龄越大，也越容易理解为什么要这么做。如果孩子可以得到足够奖励，也能够成功吞食这两样东西。此外，还有一个小建议：您和孩子一起吞食酸菜和棉团，可以帮助他们克服心理障碍。

当孩子中毒后，为了中和毒性必须服用炭和炭粉的时候，也会遇上类似的难题。没有一个孩子会愿意服食这些东西。您可以将炭粉融在可乐里让孩子喝下去，这样做通常会很有效果。

　　您根本无法想象，有多少东西被吞食后可以顺利通过消化系统，而不会对消化器官造成伤害。监狱里的犯人在这方面拥有令人惊叹的经验。为了能够去医院，犯人们会吞下所有我们能够想象出的小物件，如餐刀、餐叉、汤匙、牙刷等。

鼻腔异物

　　豆粒、珠子或柳絮很容易被孩子塞在鼻孔中，这种情况其实并不危险。如果孩子已经学会了擤鼻涕，可以按住一个鼻孔，然后用力从另外一个鼻孔中向外吹气，将异物挤压出来。如果这个方法不是很有效，那就得去看医生了。请您不要尝试用镊子或其他类似工具伸到孩子鼻腔内去取异物。因为脆弱的鼻黏膜很容易受到损伤，造成鼻出血。

当孩子一个鼻孔流鼻涕时，请您多加注意！

　　生活中还会遇到另外一种情况。孩子将某个物体塞进了鼻腔中，您没有发现，而孩子也忘记了。这时，孩子的身体会做出反应：短时间之后，鼻黏膜会发炎并分泌出黏液，孩子的体征表现是只从一个鼻孔流鼻涕。所以一个鼻孔流涕可能是一个信号，告诉我们在那个鼻孔中可能存在异物。

当孩子由于愤怒脸色青紫时

这种情况您遇到过吗？如果遇到过，您就知道当父母在孩子无法吸入空气时所感受到的巨大恐惧。没有任何惊吓的事情会像孩子面临窒息一样，让父母感到如此害怕。

很多父母和老师在培训课上问我，如果遇到这种情况，应该采取怎样的措施。例如，是不是应该给孩子做人工呼吸或者用毛巾冷敷让他冷静下来。正确答案是：等待！这种情绪引发的痉挛会自然消退。

> 萨宾娜和母亲一起去超市购物。萨宾娜看到喜欢的东西就想要买，但是她问过母亲之后，母亲什么都不给她买。萨宾娜越来越大声地喊着："我就想要！"但是这明显没有起到作用。在摆放糖果的货架前，萨宾娜的怨气达到了顶点，并使出了王牌招数。她狂怒地躺在地上用小拳头敲打地面，两腿乱蹬。突然间她开始痉挛，嘴唇开始发青，喘不上气来，她的母亲眼看着孩子面临窒息的危险。但是过了没多久，小姑娘自己就镇静下来，恢复了正常。
>
> 这位母亲完全懵了，认为是自己造成的过错，并为孩子恢复了呼吸而感到庆幸。"要是事情进一步恶化可怎么办呢？"她不禁自问。

> 为了安慰女儿，萨宾娜的母亲满足了她的要求。萨宾娜学到了一招，下一次她就会清楚地知道，应该用什么方法来实现自己的愿望。

有些孩子与其他孩子相比较更易情绪激动而引发痉挛。情绪激动导致肌肉短时间的痉挛，呼吸肌也随之痉挛。由于急促的呼吸紧迫感，使得这种痉挛短时间后会自己消退，孩子也不再哭闹了。其实这种情况下孩子根本没有窒息的危险性。

请您忽视这种情况——不存在危险

请您尽量在孩子哭闹的时候冷静对待。您可以注视着她，让您的宝贝知道：您是不会屈从于她的这种行为的。无论如何您不能给予孩子任何奖赏，当然也不要惩罚孩子。通过这个经历，孩子就会学会，以后不能这样大发脾气了。

假性格鲁布（哮吼的德国叫法）

假性格鲁布也叫感染性哮吼，是一种只在孩子身上发生的呼吸道疾病。假性格鲁布的症状出现得非常突然，也非常明显，很多母亲都熟悉。假性格鲁布几乎只在寒冷季节发病，因为在这个季节，我们非常容易受到伤风和流感病毒的感染。湿冷的天气，潮湿多雾的气候和空气污染都容易引发假性格鲁布病。这种症状通常会在夜间出现。

假性格鲁布病只在夜间发作

假性格鲁布病对每个孩子的最终危害是不同的。有些孩子特别容易感染假性格鲁布病，这样的孩子大多都有过敏反应的问题。尤其引人注意的是 1~5 岁之间的孩子，在接种过百日咳疫苗后有大量诊断出患上假性格鲁布的病例。出现这种现象的原因在于幼儿喉部气管非常狭窄，这个年龄段孩子的呼吸道平均直径大约只有 8 毫米。

患上假性格鲁布病时，黏膜发生感染性水肿。呼吸道中的空气流动发生变化，刺激气管中纤细的绒毛，引起标志性的咳嗽。

咳嗽声听起来像海豹的叫声

假性格鲁布病起初的症状类似常见的伤风感冒或声音嘶哑，有时家长也会发现孩子似乎病了。通常夜间疾病的发作完全没有征兆，孩子像往常一样上床，安静地入睡。直到半夜的时候，被猛烈的干咳唤醒。咳嗽的声音听起来非常低沉，像是从腹部深处传来，就像海豹的叫声。

和哮喘症状恰好相反的是，假性格鲁布病首先会引起吸气困难。孩子的呼吸会非常沙哑，同时伴有哨音。由于呼吸困难，孩子会从睡梦中惊醒，感到非常害怕。家长一定要注意，孩子可能会产生极大恐惧，这种恐惧会导致喉部的痉挛。当惊恐的孩子哭叫时，会增加呼吸的难度，通常这时才会真正引起呼吸困难。

第一步：让孩子安静下来

发病时，父母从容不迫地处理这种症状，以及让孩子安静下来是很重要的。孩子现在最需要的是：安静可以解除痉挛。在正常情况下，如果假性格鲁布病得到正确治疗的话，该病是不会带来危险的。假性格鲁布发病后，严重阻碍呼吸的情况很少发生。多数不良后果是由家长在惊慌失措时因错误的反应造成的。

孩子自己并不清楚，假性格鲁布病发作时的情况并不像他们所经历的那样糟糕，但是这个信息需要您转达给孩子。当孩子感觉到您很清楚地知道怎么去做时，孩子就会信任您，并且会安静下来。

表现给孩子：您确实能够帮助他们。

少数家长能在第一次遭遇孩子假性格鲁布病发作时保持镇定。当您遇到从未见过的情形时，而呼叫了急救，这也是很正常的行为。急救医生会给孩子做一些基本检查，然后来确定是否真的是危险性疾病，如急性会厌炎（参见第60页）。

有效的治疗手段

各种假性格鲁布病治疗方法要达到的最终目的，就是让气管和喉部黏膜的水肿消除。让孩子呼吸冷空气是一个很好的办法，冷空气有助于消肿。您可以把孩子裹得严严实实地抱到打开的窗前或是阳台上。您也可以带着孩子围着房子散一会儿步，这也可以减轻呼吸困难的症状，同时也能分散孩子的注意力。

冷空气或是潮湿空气有消肿的作用

假性格鲁布发病时，让孩子吸入潮湿的空气也可以缓解症状。您可以把孩子抱到浴室里，把淋浴喷头打开几分钟。关键是要放热水，因为热水会比冷水更好地让空气湿润起来。吸入的潮湿空气可以消除痉挛，使喉黏膜的水肿消肿。很多父母都很信任这种夜间治疗手段。

通常在这种情况下，这些治疗方法足够缓解疾病的发作，但是半个小时后孩子还没有好转的迹象，就应该呼叫急救医生或救护人员了。如果您家中备有肾上腺皮质激素（商品名：可的松）栓剂，可根据孩子的体重适量使用。

预防小贴士

湿冷的环境和重度污染的天气，这些都是假性格鲁布发病的预警信号。这时，很多有经验的父母会提前预料到夜间孩子会发作假性格鲁布。如果孩子此时已经患有感染性疾病，您的确应该采取一些预防措施。您可以在孩子的卧室里悬挂湿毛巾，或是放置一盆水，尽可能增加房间中的空气湿度。空气加湿器也可以起到很好的作用。您可以在加湿器中加入一些桉树油，或是用熏香灯直接使用。当孩子在夜间鼻孔堵塞、流鼻涕或是咳嗽不止时，较高的空气湿度加上香精油的使用，可以起到缓解症状的作用。

请您在夜间保持孩子房间中空气湿润

可的松及为什么假性格鲁布只在夜间发作

肾上腺皮质激素是一种由肾上腺分泌的，具有消炎、消肿作用的内分泌激素。肾上腺皮质激素的日间分泌量并非恒定不变：上午最多，午夜最少。这就是为什么假性格鲁布病只在夜间发作的原因。

可的松栓剂是处方药

如果在孩子假性格鲁布病发作时，各种常见治疗手段都不起作用或是疗效不够，这时给孩子使用可的松栓剂是非常明智而且有效的。如果这种情况经常发生，您可以从医生那里得到相应剂量的，用来急救的可的松栓剂。可的松是无明显副作用的，一次性使用药物。

急性会厌炎

急性会厌炎是一种发病迅速、危险性较高的咽喉炎症，可能会导致喉头的完全肿胀。急性会厌炎是一种非常少见的病症，病因是 B 型流感嗜血杆菌（HIB）的感染。

一些不同的临床表现可以帮助我们区别没有危险的假性格鲁布病和较为危险的急性会厌炎。急性会厌炎患儿没有刺激性咳嗽症状，典型症状多数是喉咙肿疼、吞咽困难和声音模糊不清。同时口腔唾液分泌增多和呼吸困难，孩子往往想通过竖直坐姿来吸入足够的空气。这时不要强迫孩子躺下，不然孩子的状况会比较糟糕。由于细菌感染，在发病的前两天孩子就可能高烧超过39℃。

假性格鲁布	急性会厌炎
干咳	无咳嗽症状
–	喉咙肿痛，吞咽困难
–	大量唾液
夜间发病	全天发病
秋冬季发病	全年均有可能发病
轻微感染/无感染症状	高烧，明显的患病感觉
经常发生	很少发生
反复咳嗽	–
一般情况下病情无危险性	发病过程较危险
应对措施：冷或者潮湿空气，或使用到可的松栓剂	一旦怀疑发病：呼叫救护人员

急性会厌炎会引发高烧和患病感觉

　　由于急性会厌炎有导致窒息的危险，所以要尽快通知救护人员。

　　无论如何请您不要用任何工具探查咽喉，因为对咽喉的触碰都会加重该部位的肿胀。

　　由于咽喉部位的肿胀，只能通过高疗效的药物来实现消肿。对于非专业人士来说，让患儿吮吸冰块或是冷敷喉咙也有助于消减肿胀。

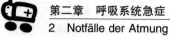

真正的白喉

真正的白喉是咽白喉。白喉是一种非常严重的疾病，但已经在德国绝迹很多年了。白喉也称为"贫困病"，现在主要发病于第三世界国家。和急性会厌炎相类似的是，白喉也会让患病儿童有严重的病痛感。

嘴部受到蜂类叮咬

这种状况的叮咬会导致很严重的肿胀。仅仅嘴唇被叮咬后，因为过敏反应也会引起整个嘴部的肿胀。在这种情况下建议去看医生或者呼叫紧急医疗救护，因为医生可以使用消肿的药物缓解病痛，并解除后续的危险（参见第 239 页，蜜蜂、昆虫叮咬后的顺势疗法）。

换气过度——没有危险的呼吸困难

在换气过度（Hyperventilation）这个名词中，词头"Hyper"来源于希腊语，是"很多"的意思；词尾"ventilation"来源于拉丁语，是"呼吸"的意思。换气过度的孩子或者成年人感觉吸入的空气太少，因此惊慌地快速呼吸。换气过度发作的诱因不是生理因素，而是心理因素。通常情况下，心理压力过大是导致换气过度的一个重要因素。

换气过度是一种由心理压力过大而导致的无危险性呼吸困难

　　剧烈的疼痛及其相伴的恐惧感，也会导致换气过度。当孩子进入青春期时，也会用换气过度的方式来缓解不断增加的心理压力。

快速呼吸会引起手指抽搐

　　大多数换气过度都是从感觉胸闷开始的，孩子觉得需要更多的空气。他会更快地呼吸，但是胸闷的感觉却似乎变得更加严重了。孩子张大眼睛，脸上写满惊恐的表情。于是恶性循环开始了：在快速地呼吸了几分钟后，孩子的手指开始抽搐，嘴唇周围开始发痒、麻木，胸闷的感觉更强烈了。这又造成了孩子的进一步恐慌。观察到这一现象的人会以为病人是心脏病发作或者是其他危及生命的急症发作。事实上，换气过度完全没有危险。换气过度时，只有经历过或者是见识过这种现象的人才能正确做出应对。

安静和引导呼吸

　　要想帮助一个换气过度发作的人，首先要让他安静下来，同时引导他慢慢地深呼吸。

把您的手放在孩子的腹部，和他一起缓慢呼吸。

换气过度的孩子处于恐慌之中，对外部环境完全没有意识。为了帮助孩子或青少年恢复正常，身体接触起着决定性作用。把您的手放在孩子的腹部，让他跟着您用手施加在腹部的压力调节呼吸。同时给孩子示范一个较慢的呼吸节奏，让您的吸气和呼气音清晰可辨。这样，孩子可以随着您的呼吸节奏一起呼吸。您还应告诉他，当他平缓呼吸时，一切都会好起来的。

痉挛是怎么发生的

急促的呼吸会增大肺部对二氧化碳的排放量，使血液中溶解的二氧化碳量减少。因为酸性的二氧化碳以碳酸的形式溶解在血液中，所以血液是偏碱性的。许多生理反应都需要钙离子的参与，碱性环境中钙离子的游离度降低。钙离子的缺乏导致了痉挛，因此，手指的肌肉就会在换气过度时发生痉挛。只要孩子的呼吸平缓下来，这种痉挛就会消失。

我在学校读书时有一个女同学，每年都会发作几次换气过度——通常是在考试前或是精神压力较大时发作。一般情况下，她每次发作前都会突然感觉特别热，然后觉得需要呼吸新鲜空气，接下来就开始颤抖。围在她身边的人越多，她就越镇静不下来。最初我们都吓坏了，但是当再次遇到这种情况时，我们就已经有了一些经验。我们发现，只有两名同学陪着她是最合适的，否则她就难以恢复平静。她在钱包里随时备有一个薄塑料袋，一旦发病，任何一个她的熟人，比如我，就可以拿着这个塑料袋放在她嘴前，帮助她呼吸。尽管她很清楚发病时应该怎么办，但是她还是不能一个人很好地应对。

后来，在急诊的工作经历使我认识了换气过度的方方面面，并有了很多经验。身体接触是我们和患者之间一个很重要的桥梁，能帮助他们有效缓解紧张情绪。

巧用塑料袋

在已经陷入惊慌的孩子的嘴前面放一个张开的塑料袋，这听起来确实很荒谬，但是这个方法的确很有帮助。被呼出的富含二氧化碳的气体马上又被吸入体内，迅速使血液中的酸碱平衡恢复正常，痉挛也随之缓解。

注意：不是每个人都可以使用塑料袋帮助呼吸。

需要注意的是，不是每个人都可以通过在嘴上罩一个塑料袋的方法缓解症状。这种方式会使一些人感觉呼吸不到空气，使情况更加恶化。

哮喘

哮喘发作的症状是呼气困难。患儿难以将吸入肺部的气体呼出体外，吸气没有什么障碍。

7岁的马库斯这样形容他哮喘发病时的症状："我觉得自己就像一个带有进气阀的气球，空气只能进来，却不能出去。"

呼气困难和呼气延长的原因是因为肺部支气管变狭窄了。另外，支气管黏膜会分泌大量黏液，而这些黏液直到病好后才会被咳出来。因为管腔狭窄和管壁上的大量黏液，所以在呼吸时，尤其是在呼气时，会产生呼哨一样的杂音。直立的姿势会对呼吸有所帮助。当孩子们的哮喘发作时，用手支撑在桌子或椅子上会有很大帮助。一般情况下，如果使用适当的药物予以治疗，哮喘就不会危及生命。

呼气时是否伴有呼哨般的杂音，是判断哮喘发作的标志。

治疗药物

药物被装在小喷瓶（专业名称：定量气雾剂）中，用手按压就会将药物喷出，患儿将其吸入体内。哮喘病人为了应对情绪激动，应将药物常备于手边。

父母应该告知孩子的老师如何给孩子用药，药物剂量多大。通常喷一下的药量就足够了：首先将气雾剂药瓶的保护套取下，将气雾剂喷瓶的喷嘴向下放置（操作方法见说明）在孩子的嘴边。让孩子吸气的时候用嘴唇含住喷嘴，同时按下喷瓶喷出一次的剂量。被吸入的药物会短时间内在肺部生效。

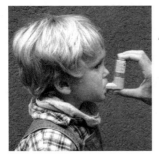

医生也会给一些患者栓剂，在哮喘发作时使用。

当病人患哮喘超过一年时，会对药物产生抗药性，使药物疗效变差。当然，药物对孩子们通常是非常有效的。

运动性哮喘

体育运动等高强度的身体活动也会诱发哮喘。良好的身体素质对远离运动性哮喘十分有帮助。

过敏性哮喘

如今在德国，大约每 5 个上幼儿园的孩子中就有一个患有过敏的反应。很多幼儿园已经列有清单，并标明哪些物质或是食物会使哪个孩子产生过敏反应。过敏反应的严重度也会因人而不一样。

轻度过敏的孩子在接触到过敏原后，只会加重皮肤上已经存在的湿疹现象。而真正危险的是急性过敏的反应。经常造成急性过敏反应的过敏原是：坚果、海鲜蛋白质（在蟹类、贝类中含有）、药物、动物毛发和昆虫蜇伤。过敏反应症状为皮肤红肿、皮肤瘙痒或是哮喘型呼吸，又称过敏性哮喘。花粉过敏也可诱发过敏性哮喘。

哮喘的治疗

从现代医疗学理论来看，哮喘是无法治愈的。通常的药物治疗只能在哮喘急性发作时缓解呼吸困难的症状。长期使用可的松也不能完全治愈哮喘。

最有效的治疗方式是传统的顺势疗法——从根源疏导病因，而并非一味地抑制症状。有时候为了达到治愈的目的，会同时对病人进行必要的心理治疗。

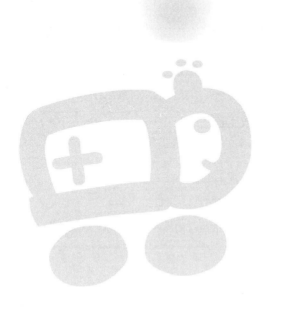

第三章

热性急症

由于在夏天没有采取足够的防晒措施，或者因为气温过高，人们常常会被晒伤和中暑。晒伤不仅会在短时间内引起皮肤疼痛，由它所引发的后遗症也会对人体造成危害。

与之相反，低温伤害却不仅仅发生在冬季，洗冷水浴的时间过长，或吹风降温导致的低温伤害就会可能发生在温暖的季节。

3.1　晒伤

近年来，太阳辐射的强度不断增加。主要是由于地球大气中臭氧层遭到很大破坏，使得落入地球表面的紫外线辐射不断增强。以前在阳光下停留不会造成伤害的地方，现在却会很频繁地引发晒伤。晒伤不仅仅会引发皮肤的疼痛和不适感，也会提高患皮肤癌的几率。皮肤对每一次的晒伤都"记忆深刻"。

多云时，也只能减少大约1/3的太阳辐射量。

尤其是两岁以下的儿童对太阳辐射尤为敏感，因为他们体内还没有足够的保护性黑色素，所以他们的皮肤不会被晒黑，但他们是绝对不能受强烈太阳光照射的。

高海拔以及水、雪和沙子的反射作用，都会增强太阳的辐射。在南方地区度假时，您需要了解当地太阳辐射的强度和遵循该地域的习惯，比如避开正午 12 点~午后 3 点的太阳照射。

正确的防晒措施

最好的防晒措施就是人们对防晒的正确认识和理智应用。防晒霜的选择取决于很多不同的影响因素（太阳辐射的强度、皮肤的适用性、户外停留的时间）。当您选择了正确的防晒措施，您就可以很容易地避免晒伤。

防晒指数

防晒指数表示防晒霜在皮肤受到紫外线照射时的防护强度。防晒指数为 20 的意思是，涂抹防晒霜后在阳光下所能停留的时间长短是您没有涂抹防晒霜时的 20 倍。注意：即便是您在一段时间后补涂防晒霜，防晒时间也不会因此增加。在不涂抹防晒霜的情况下，可以在阳光下停留多久取决于您个人的皮肤类型（参见下页）。

含矿物的防晒霜最为合适，因为矿物质色素可以反射太阳光线，而且化学物质的含量也降到了最低，防晒霜能够迅速发挥作用而且效果持久。从最新公布的质量检测报告中，您可以了解到特别值得推荐的产品。与此相反的是，在使用化学性的防晒霜时，一定要在外出前半个小时涂抹，才能达到防晒的最佳效果。切记：当已涂抹的防晒霜变干或用纸巾擦过之后，必须重新涂抹防晒霜。

皮肤类型和防晒霜

不同类型的皮肤或多或少对阳光照射都有一定程度的敏感反应。通过表格中的数据，您可以判断您自己的皮肤类型。自身的防护时间表示皮肤暴露在阳光下不受伤害的时间长短。您只需要把皮肤类型的自身防护时间乘以防晒霜的防晒指数，就可以得出涂抹该防晒霜后可以不受伤害地暴露在阳光下的时间。如果一个孩子的皮肤类型为 1，他使用防晒指数为 12 的防晒霜时，大约能够在阳光下玩耍 60~120 分钟，也就是 1~2 个小时。如果一个孩子的皮肤类型为 3，使用相同的防晒霜就可以在太阳下呆上 4~6 个小时。

皮肤类型	1	2	3	4
皮肤颜色	非常浅	浅	浅 浅棕	浅棕 橄榄色
雀斑	多	少	无	无
头发颜色	红色	金色 棕色	暗黄色 棕色	深棕色
乳头颜色	非常浅	浅	较深	深
晒伤状况	总是很强 很痛	总是很强 很痛	很少 适中	几乎不
阳光下的自我防护时间	5~10 分钟	10~20 分钟	20~30 分钟	40 分钟

太阳镜

佩戴太阳镜虽然很"酷"，但基本上只是在特殊情况下才是必要的，例如在反射紫外线的沙地、水面上或者雪地上的时候。太阳镜这时可以起到过滤阳光中紫外线 A 和 B 的作用。

小心廉价的儿童太阳镜

并不是所有的太阳镜都能起到过滤紫外线的作用。太阳镜的质量需要符合德国工业标准 DIN 58217 的规定，并进行标示。这一点很重要，就是太阳镜应该能够从阳光中过滤掉足够多的紫外线。因为在太阳镜下瞳孔会变大（如同在昏暗的房间中一样），进入眼睛的光线您就会增加。

衣服在阳光下可以防晒吗？

棉质衣物只能阻挡部分阳光的照射，当然衣料的厚度也起着很关键的作用。

澳大利亚的一项研究表明，普通的棉质织物不能对强光日照起到有效的保护作用。因此，人们为儿童专门研发了一种薄型特殊材料的套装，它的防晒指数为 50。

干燥的 T 恤防晒效果比潮湿的 T 恤要好

这种织物干燥很快，而且当孩子在阳光下和沙滩上玩耍的时候不会对其造成活动障碍。另一个优点是：孩子只需要在小臂和小腿涂上防晒霜就可以了，这样也能够节省时间和防晒霜。现在，制作该衣服所需的布料在专卖店里已经可以买到。

晒伤后的治疗

晒伤后有许多药物可供选择，将它们涂敷在皮肤上，可消除晒伤伤口所带来的疼痛。事实上，也不是任何一种这类的家庭常备药都适于使用。

效果最为明显的就是稀释的荨麻精华液或者 Combudoron（一种德国药物的商品名，参见第 157 页）。同样有效果的是果醋，用法是把未稀释的果醋涂抹在疼痛、发紧的皮肤上。涂抹鲜榨的柠檬汁对晒伤疼痛也有明显的缓解作用。芦荟在南部的一些国家是一种家喻户晓的治疗晒伤药物。同样，将红茶和水以 1∶10 的比例稀释后进行涂敷，治疗晒伤的效果也很明显，其中含有的丹宁酸对治疗非常有效。

当皮肤被晒伤时，多为皮肤的酸性防护层受到攻击并被破坏。醋、柠檬、奶酪或者脱脂奶中的酸性物质能够帮助皮肤的酸性防护层有效再生。

由晒伤引起的发烧和腹泻

由日光浴引起的大面积晒伤，在儿童身上很少发生。如果儿童的晒伤面积比较大，由于大量皮肤细胞被破坏会导致儿童的体温升高和腹泻。发烧症状经常在晚上出现，次日早上又会消失。分解后的受损细胞残余物则有可能导致腹泻，因为这些残余物都要通过肠和肾排出体外。这个时候多喝水就显得尤为重要，因为这样可以促进新陈代谢过程中产生的毒素尽快排出。服用医用炭（粉末状或 Kohlecompretten 商品药）可以促进肠道排毒。

3.2　中暑

太阳直射头部会导致脑膜和大脑的温度升高，即使是在绝对正常的体温下也会导致中暑。

**12 ~ 15 点之间的太阳日照强度是一天中最强的，
因此也是最危险的。**

这种情况对小孩子尤其危险，因为小孩子头皮上的毛发稀疏，阳光会没有任何遮挡的直射到头上。最容易因太阳的照射而受到伤害的是红色和金红色头发的孩子（参见第 73 页）。小孩子头发和皮肤的颜色越深，所能够承受的太阳照射强度越大。

由于中暑的原因而中断一个假期是很常见的。即使是在自家的花园或者游乐场，太阳照射的强度也足以让人中暑。只有极少数的人了解，轻微多云天气也只能减少 1/3 的太阳辐射。在太阳辐射更为强烈的山区，人们经常低估中暑的危险。所以在一天中，太阳辐射最为强烈的 12 ~ 15 点之间，您和孩子最好避免在没有任何防护措施的情况下待在户外。

如何识别中暑？

经历过中暑的人都知道，中暑会带来强烈的头痛，仿佛脑袋要炸裂一样，脸会又热又红，目光呆滞。伴随的症状还有恶心、呕吐、畏光和头晕。根据中暑的程度不同，还会出现发烧和颈部僵直的症状。

中暑与脑膜炎的症状表现类似

脖子僵硬是脑膜炎（脑膜炎，参见第 198 页）的典型症状。当您让中暑的孩子用下巴去靠近自己的胸部时，孩子会感到疼痛，造成头部无法下垂。疼痛是由发炎的脑膜引起的。脑膜包裹着脑和脊髓，而脑与脊髓直接相连，在颈部也有脑膜，当头前低时，发炎的脑膜由于被拉伸而产生疼痛。

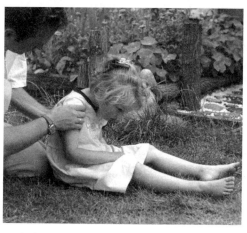

颈部僵直：下巴靠近胸部的时候会产生疼痛。

中暑后的治疗

中暑后应把孩子带到阴凉的地方。因为头痛平躺会很不舒服，最好让孩子躺着时上身微微抬起。如果孩子愿意，可以在孩子额头敷一块湿冷的毛巾，这样可以降温并使脑膜消肿。通常中暑的孩子待在黑暗的房间里会感到很舒适。为了消除中暑所带来的病痛，患儿需要卧床休息 1～3 天。当孩子中暑后出现强烈疼痛时，您应该及时就医。如果出现意识模糊和抽搐等特别严重的症状，您必须要呼叫急救。

帽子——小建议和窍门

在阳光照射强烈的夏天，为了避免中暑，戴帽子是很有必要的。但是大多数孩子对戴帽子都很抵触，所以有必要使用一些小手段。或许我的一些经验可以帮助到您。

祖母时代的帽子

有一种软帽，帽檐下的两个帽带可以系在下巴处。样式如同祖母时代的帽子，叫做宽撑边帽（参见第 79 页），戴上之后不容易脱落。

保护颈部的帽子

带有颈部保护的便帽防护效果特别好，因为颈部对太阳辐射特别敏感。

让孩子自己选择帽子

稍微大一点的孩子，可以让他在商场自己选购帽子，这种做法可能会让孩子喜欢戴自己所选的帽子。想想棒球帽在孩子中间是多么流行，您就理解这一点了。

您是最好的榜样

孩子通常不能理解的是，既然父母外出时都没有戴帽子，那他们为什么要戴帽子呢？如果您自己也戴了一个帽子或哪怕只是一个头巾的话，孩子也会很容易地模仿您的行为戴上帽子。

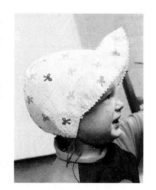

对于幼儿来说，最合适的帽子就是这种可以系在下巴下面的软帽。

3.3　热伤害

夏天长时间处于高温的环境下可导致两种不同结果的发生：较为常见的热衰竭以及比较为罕见的热射病。

热衰竭

热衰竭主要是由高温和身体不适引起的，其主要诱因是身体脱水。

当孩子在花园里一直玩耍却没有及时补充水分时，他们会随时晕倒。患儿的皮肤，尤其是头部皮肤呈红色，并全身大量出汗。这时，他们很可能会感到轻微恶心和头痛。

治疗热衰竭的方法很简单：在阴凉通风的地方休息就可以缓解病情。另外，孩子还要大量饮水，最好的做法是喝纯净水、矿泉水、用水稀释的果汁或茶，不能喝含糖的饮料和柠檬水，因为糖会夺取水分。注意：冷饮会加快排汗并导致肠胃不适。

出汗会流失什么

当我们的身体在出汗的时候，盐分和水就会随之排出体外。因为我们所吃的食物都含有充足的盐分，所以我们体内的"盐储备"远远大于我们的需求量。只有连续几天大量出汗之后（例如身处热带），体内才会缺乏生命所必需的盐分。因此，这时给予等渗饮料是完全没有意义的。所以千万不要给孩子直接饮用盐水，丧失的水分最好通过水、茶或稀释的果汁来补充。最合适的饮品是苹果混合汁（矿泉水和苹果汁以1：1的比例混合）。

热射病

由于受到外界环境热源和体内散热减少的作用，而产生危及生命的一种散热障碍。

被遗忘在汽车里的孩子

汽车受到阳光照射时，车内温度可达到70℃。因此，无论如何都不要把孩子独自留在车内。即使您只是打算短时间的购物，也千万不可这么做，因为您可能为了某事耽搁了，而且车内温度上升的速度远比您想象的快得多。尽管报纸总是报道这类事件，并对家长们进行提醒，类似的意外仍旧频繁发生。事故的后果对于那些被遗忘在车内的孩子来说是沉重的：失明，大脑受损，甚至死亡。

热射病在热带地区较为常见，因为热带地区空气中的湿度较大，水分难以蒸发。但是在我们周围也时常有孩子患热射病，首要原因就是孩子被一个人留在高温的汽车中。

无论在任何情况下，都不要把孩子一个人留在车里，即便是他睡着了，也不要这么做。

热射病的症状是皮肤变白和潮红，随后变得苍白和灰白；脉搏快且弱。除了头痛之外还会出现神志不清和昏迷，严重时还会出现呼吸停止。

热射病的治疗方法是先用湿冷的毛巾快速降温，然后送往医院紧急治疗。

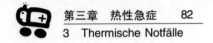
3.4 过冷

　　同成年人相比，儿童对于热平衡更为敏感。由于体重和身体表面积的比例不协调，使得他们的体温更容易下降。婴儿很大一部分身体的热量是通过头部丧失的。因此，戴帽子就成为防止儿童热量快速流失的一种有效手段。

过冷会发生什么？

　　人体器官对温度的敏感程度令人吃惊。如果肝脏的温度下降1℃，它就会几乎完全停止工作。因此，人体会尽一切可能防止体内器官出现温度过低的情况。当人体受到低温侵袭的时候，皮肤血管和身体表皮会往一起收缩。一般情况下，血液循环和体内的热交换让身体的每个部位都保持相同的温度，但低温侵袭时，体表和体内的血液循环和热量交换就会受到限制，温度较高的血液会停留在体内。通过这种机能（我们称之为热集中），人体内部的体温就能够在低温环境中保持一定的时间。人在休克状态下也同样会启动这种应急机能。人体的主要器官此时会得到最大程度的供血，而所谓的"附件"部分，如胳膊、腿、皮肤以及肌肉都只能得到最小量的血液供应。

　　体温过低时，采用正确的方式使体温回升有着极其重要的意义，因为错误的复温方式（在某些极度受冻的情况下）有可能会导致死亡。有无数报道显示，一些在雪崩中被掩埋获救后的人，由于进行剧烈的活动，最后导致死亡。因为剧烈的运动会使肢体的冷血和身体躯干的热血混合在一起，这样一来体温就会下降到身体所能承受的临界值以下，这会导致身体内脏器官功能失效。

雨、水、风和潮湿的环境，都会加快人体热量的散失。在水中，人体丧失热量的速度是在空气中的30倍。

从体内复温

原则上讲，复温要从身体内部开始。温热、含糖的非酒精饮料是最佳选择。在胸部和腹部放置暖水袋或湿润的绷带，对取暖也是很理想的。取暖过程需要格外小心，缓慢进行。一定要避免采用"电击疗法"，在一间温暖的普通房间停留一段时间就足够了。

您不应该做什么？

禁酒！首先，孩子不容许饮酒。其次，酒精也不会在体内产生任何热量。由于酒精摄入而导致的血管扩张，会进一步加剧热量的损失。雪地救生犬早就不再携带酒壶了。用雪摩擦身体取暖的方式也早已被登山爱好者所放弃。

受冻后既不能用雪摩擦身体，也不能饮用酒精饮料。

严重受冻后洗热水澡是很危险的。因为手臂和腿部的血管会很快扩张，冷热血液相互混合，从而导致危险发生。如果孩子在玩耍时轻微受冻，洗个热水澡无疑是一件很舒服的事。但是一定要注意下面的情况：即便是微热的水也会引起皮肤的疼痛。最好让孩子自己来决定令他感到舒适的水温。

大自然中的危险

人们不一定只有陷入雪崩中才会严重受冻。设想一下，您和孩子在登山途中，孩子因扭伤了脚踝而无法继续前行，救援人员也要很长时间后才会到达。恰恰在这段时间里，突然天气变得很恶劣，开始刮风下雨。孩子会很快冻僵，其速度将会超过您的想象。因为大风和潮湿的环境会让大量热量快速流失。跌落到冷水中也会在很短时间内被冻僵。

如何防止受冻——使用救生毯

一条金色和银色的双面救生毯可谓是户外活动的"最佳伴侣"，它防风、防水，而且能够保暖。

户外运动，尤其在进行登山、滑雪和水上运动的时候，救生毯必不可少。

银色的一面能够更好地保温，所以受冻后应当将银色的一面朝内裹在身上。如果为了遮挡日晒，就应将银色的一面朝外反射阳光辐射，减少热量的吸收。

救生毯很轻，只有几克的重量，为 1.6m×2.2m 大小，可以满足一个成年人或两个孩子的要求。

顺便提一句：几年前，德国就规定机动车辆的急救箱中必须

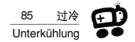

配备救生毯。

当您转移伤员的时候，务必使用救生毯！

　　救生毯的材质很坚固，极其不易撕裂，因此可以用来转运儿童或成人。伤员躺在毯子中间，另外需要四个人担负伤者。每个人应将毯子的一角卷起后缠绕在手上，牢牢地抓住毯子，将伤员安全转移。

第四章

儿童意外事故处理

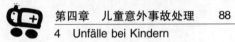

儿童经常会发生意外，需要医疗救助。急救措施也能对意外事故发生后的救治给予非常重要的帮助。本章末节将为您介绍两种特殊事故——触电和溺水事故的处理方法。

4.1　意外事故后的初次惊吓

想象一下，您的孩子在玩耍中遭遇意外事故，期间所发生的一切您都清楚地看在眼中。由于自己的或其他的孩子发生意外会使父母产生强烈的心理反应，在这种突发紧急情况的报告中父母都会提及自己的恐惧、慌乱和无助。因为孩子在发生意外后的几分钟内需要您的冷静处理，所以首先您必须集中精力。

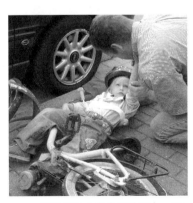

惊吓能让人丧失行动能力。这时您必须要深吸气，再慢慢吐气。

这里有一个简单却十分有效的技巧：深吸一口气后微闭双唇，慢慢将气呼出。您很快就会发现，自己的想法清晰了，行动变得准确了。很多时候，当事故出乎意料的严重时，这个小小的动作曾帮我出色地完成了这些急救任务。这个技巧也可以让人很快克服一些令人反应迟钝的暂时惊吓。此外，这个小动作也可用于日常生活中的许多其他方面。

4.2 检查受伤儿童的伤势

　　紧接着您应该对受伤儿童的伤情有一个了解。如果伤势比较严重，那么不要立即将孩子抱在怀中。

　　下面我将借助"伤势检查技巧"向您介绍，如何检查受伤儿童的受伤状况。具体做法是从头到脚探查伤者是否有肿胀和疼痛，以及行动能力障碍。

伤势检查技巧

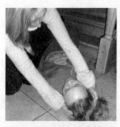

❶ 头部：首先触摸整个头部，确认是否有肿块或伤口存在。

❷ 肩部：按压左、右肩部，检查肩胛韧带的牢固性。

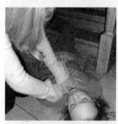

❸ 锁骨：从上部依次按压两侧锁骨，因为锁骨骨折或脱臼经常会被忽视。

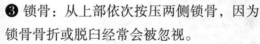

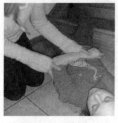

❹ 手臂：触摸双臂，尤其是肘关节和腕关节部位，因为手臂承受了绝大部分的跌落冲击力。要求孩子活动双臂，比较左右臂的活动是否不同。

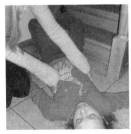

❺ 胸部：从两侧同时按压肋骨。肋骨疼痛多数情况下意味着肋骨挫伤，而肋骨骨折的疼痛一般都弱于挫伤。

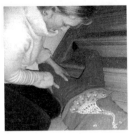

❻ 腿部：检查双腿，注意膝关节和踝关节的疼痛和肿大。比较双腿长度，若一腿短则意味着该腿骨折。将儿童裤子挽起，查找是否有擦伤。让其活动双腿，轻轻捏掐儿童腿部，检查其腿部感受刺激的能力。

伤势检查步骤大约需要一分钟左右的时间。在某种惊吓情况下，积极应对可起到非常大的安抚作用。通过主动的行动，不仅可以让您自己安静、自信下来，同时也能感染受伤的孩子。此外，孩子通过触摸感觉有人陪伴在身边，就能够更好地战胜内心的恐惧。发生跌落时，从头到脚的检查对我的孩子们来说已经成了一套固定程序。我会在旁边帮助他们自己感觉伤势。即使我已经认定意外没有对孩子造成任何伤害，但是他们仍然要求执行这套检查程序。

您的镇定和自信也能感染受伤的孩子

照顾意外受伤者的过程让我明白了身体接触的重要意义。友好地劝说、触摸或"握住小手"，都会对稳定和改善受惊吓孩子的血液循环有非常重要的帮助。

撞伤还是骨折

如果您确定受伤孩子身上存在严重肿胀、剧烈疼痛或者活动受限等症状，那么这有可能是骨折伤。然而，确诊只能通过 X 光照相才能得出，除非您真的发现受伤孩子某部分"特别突出"，您才能判定是骨折伤。

当您确定孩子有骨折或是猜测孩子骨头受伤后，应避免移动孩子身体。首先，骨折的骨头在移动中会产生剧烈疼痛；其次，移动可能会造成骨折处神经纤维或血管损伤。因此，在救护人员赶到前请您保持儿童身体稳定。所以您必须很有创造力，设法找到一些物品来保持孩子的稳定体位。

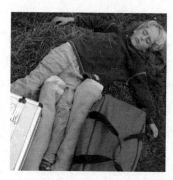

在救护人员赶到前请
保持孩子受伤的体位稳定。

4.3 通过急救人员运送伤者

从前，急救教学中会教授如何给骨折肢体装夹板。借助棍棒和手帕固定身体受伤部位，让其保持稳定状态这一效果并不是很好。今天我们有了装备更加完善的急救服务，例如：借助充气夹板就能十分轻便地使手臂和腿固定。还有为事故伤者准备的，用泡沫塑料弹珠填充的特殊气垫。依据真空密封发生原理，当伤者躺在空气垫上后，里面的空气被抽出，而此时垫子就会变得像石膏床一样坚硬，对于伤者来说十分舒适。使用具有空气减震悬挂的救护车运输伤者，要比临时搭乘出租车或者私家车更加舒适。

4.4　一些容易被忽视的骨折

这里，我还需要强调几种容易被忽视的伤害类型，以免儿童在受伤数天后不得不到诊所就医，或被送往医院进行治疗。

手关节或小臂骨折

这类骨折经常出现，主要是因为儿童在跌落时用手和胳膊支撑所致。

小臂和腕部的骨折可以用三角巾来进行有效的固定。

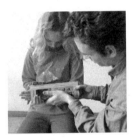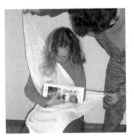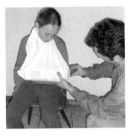

如果您手上正好有一份报纸，它会很有帮助的。将受伤的胳膊平放在报纸中，可以起到良好的固定效果。将三角巾一端从受伤胳膊下面穿过，直至三角巾另一顶端达到手肘高度，然后将三角巾另外两端从两边分别绕过伤者脖子，在后面打个结系上。注意：三角巾必须拉紧，以保持前臂水平放置。前臂不能下垂，否则达不到所需的稳定性。最后，用三角巾另一顶端把手肘包起来，并将多余的边角塞入三角巾内部。

我女儿的一个小朋友，3岁的萨宾娜在幼儿园从秋千上摔了下来。她描述说自己的手痛，但哭了一会儿后又接着玩耍了起来。萨宾娜的母亲得知女儿受伤后也没有仔细查看她的手腕。第二天，萨宾娜的手腕变肿了，任何微小的活动都会很痛。医生做X光照相后发现前臂下端骨头骨折，不得不为她打上了石膏。

锁骨骨折

　　与手关节和小臂一样，如果锁骨在碰撞时承受过多的力量也会骨折。骨折后产生的痛感大多时候比较轻，因此极易被忽视。

4.5　撞伤、扭伤、脱臼等

　　下面列举的各种伤害也会带来疼痛。是否需要医治要取决于伤害的类型和程度。

夹伤

　　孩子经常会夹伤手指。他们必须学会知道，抽屉和门有多么危险，如果手指被它们夹住了，会有多么疼痛。

遇到夹伤情况也应像处理其他受伤情况一样。首先，对受伤处冷敷，防止肿胀加剧。

儿童骨折

儿童的骨骼仍然很柔韧，并不像成年人已经僵直、坚硬的骨头那样容易骨折。典型的儿童骨折又称之为绿枝性骨折。以粗壮老树枝和纤细的绿色嫩枝比较说明后，您就会明白绿枝性骨折是怎么一回事了。老树枝（成年人骨头）遭遇巨大外力会完全折断，而用力弯折绿色嫩枝（儿童骨头）只能造成其一边出现撕裂，而另外一侧却保持完好无损。后者，即是儿童骨折时发生的状况。因此绿枝性骨折不是完全性骨折，骨膜在另一侧仍然相连着。

低龄儿童骨折后愈合很快，通常情况下也不会留有可见的骨缝。假如儿童发生骨折的部位恰好位于生长连接处，即骨头继续生长的部位，那么多数情况下需要进行手术，确保骨头必须准确地对接在一起，并借助螺钉或者夹板固定，以保证骨头在继续生长时不会出现任何问题。

撞伤

钝的外力通常会导致骨头、关节和肌肉撞瘀伤，肌肉上形成蓝色瘀斑。此外，肋骨撞瘀伤比肋骨骨折更疼痛。

肌肉拉伤

肌肉过度伸展会造成拉伤，也可能导致部分肌肉纤维撕裂。使用山金车草药软膏涂抹可加速治愈。

关节扭伤

关节遭受突然外力的冲击扭转过度就会造成扭伤。关节韧带会被拉长、撕裂或者全部断裂。伤害程度必须经医生检查后方可确诊。急救过程中需将关节保持高位，并冷敷处理。最常见的扭伤是踝关节的"崴脚"。

脱臼（脱位）

骨头从关节中脱离叫做脱臼。此外，关节囊——韧带可能部分或全部撕裂。受伤关节区域也会明显变形。脱臼产生的疼痛很强烈，会比骨折更为疼痛。发生关节脱臼时，只能由医生进行复位，然后借助 X 光照相检查关节复位是否正确。

急救措施就是要让伤者受伤部位保持稳定、舒适的体位。

冷敷、高位姿态和使用山金车草药软膏，在治疗所有钝伤时都有不错的疗效。

扭伤

关节中两关节面相互挤压或者移位都会造成关节扭伤。由此关节内形成瘀肿，影响关节活动，并引起疼痛。

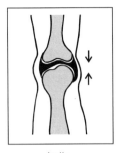

扭伤

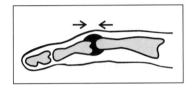

扭伤

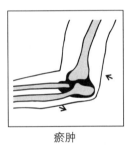

瘀肿

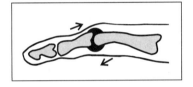

脱臼

扭伤

4.6　受伤后的一般处理措施

冷敷

　　快速冷却处理适用于所有受伤类型。冷却方法有多种方式，其中湿毛巾冷却最为常用。如果冰箱中有存放凝胶冷却纱布的空间，您就应该常备一个。凝胶冷却纱布在冷冻状态下仍然具有弹性，也可用于治疗烧伤和昆虫蜇伤。使用冰雾喷剂时应小心谨慎，用量过多会损伤皮肤，造成皮肤轻微冻伤。

高位姿态

与冷敷作用效果类似，高位姿态也可以防止过多血液流入受伤组织部位，减轻瘀肿和疼痛。如果出现骨折，最重要的是身体保持稳定体位。

山金车软膏

山金车草药是治疗受伤最古老、最有效的药物之一。这种受保护的植物的德语名称叫做"山地健康出租地"，意指其在治疗受伤时有舒适和治愈的效果。恰恰在山地地区发生踝关节扭伤的几率要比平原地区大很多。人们在观察山区的牛时，发现当它们受伤后会本能地食用山金车花。

使用时将山金车草药以软膏的形式涂抹在肿胀或扭伤的身体部位。涂抹处皮肤必须保持完好无损，即皮肤不可有破损，因为山金车受开放性伤口产生的炎症（所谓的丹毒）影响，会失去疗效。

山金车也可作为顺势疗法药物使用。一般伤势服用 C30（3 ~ 5 颗小药丸）剂量就可以起到良好的治疗效果（参见第 238 页）。

4.7 腹部伤害

腹腔受伤一般很难从外表上看出来，因为没有腹部明显的形变。意外事故的过程往往能够提供潜在伤害的线索。例如，当自行车翻倒时，车把手常常导致骑车人腹部受伤。

此类伤害的危险性在于腹腔内出血。是否失血可通过伤者的休克症状来判断：脉搏微弱、皮肤煞白、冒冷汗。受伤处的腹壁呈现紧绷、坚硬（板状坚硬）状态。这时必须将伤者及时送往（使用急救车运送）医院救治。不要给受伤儿童吃或者喝任何东西。孩子应保持侧卧，或是仰卧时膝下垫上卷起的毯子，使其双腿弯曲，以此来放松紧绷的腹壁。

预防动作训练和体育运动中的意外伤害

今天的父母面临孩子遭受意外的情况比以往任何时候都要多得多。近些年如滑板、滑雪板及溜冰等运动导致儿童和青少年受伤事件的数量达到了一个高峰。这类运动中的跌倒常常会非常严重，导致膝盖受伤或者复杂的骨折。请您认真思考一下，膝盖可以承受多大的负荷和劳损。膝盖是我们人体很重要的关节，儿童应该提早学习到这点，保护膝盖免受伤害。

说起来容易，做起来难。在相应的运动中，穿戴膝和肘关节防护物是绝对必要的。在培训课中，孩子能够从专业老师那里学会如何正确急停，以及针对危险处境和摔倒时的正确应对措施。除此之外，儿童也应该尽早锻炼身体的协调性和技能。孩子玩儿电脑或看电视来度过时光是让人非常担心的，身体的协调性和技能将无法正常发展。如果骨头长期不承受负荷，运动器官得不到锻炼，骨头的厚度就会下降，更容易发生骨折。未经锻炼的韧带和肌腱也达不到应有的强度。

> 想方设法让您的孩子经常运动！当孩子可以奔跑时，与孩子一同练习倒退走或者小跑一段距离，期间要求孩子保持平稳不会摔倒。在树干或矮墙上练习保持身体平衡。球类游戏尤其可以锻炼人的反应能力和身体协调性。
>
> 孩子的身体越灵敏，受伤的风险越低。

　　腹部受伤后绝对不允许用热水袋暖腹部，因为温热会加速出血，最终可能导致失血。

脾脏受伤

　　脾脏受伤是最常见的腹部伤害之一。脾脏位于上腹部左侧，横膈膜的正下方。因为脾脏外裹有脾包膜，所以脾脏受伤后症状经常不会立刻显现，而是受伤后几小时才会出现。只有当血肿压力过大，脾包膜破裂后，才会出现腹部变硬和休克等症状。

4.8　头部受伤

　　在童年的时候，孩子不可避免地会发生一些小事故和头部的磕碰。但是，自然界已经为此提前做了准备。由于儿童的颅缝尚未骨化，所以其颅骨很有弹性，相对成人颅骨来说，可以更好地缓冲外界撞击。最好的证明例子就是在出生过程中，婴儿的颅骨可强烈形变。

人类大脑受到环绕在其四周的骨质颅骨的保护。另外，大脑还浸泡在脑髓液中，脑髓液包裹着整个大脑和脑髓。

脑部受外力冲击的类型不同也会导致不同的伤害后果。即使专业人士对于复杂的头部伤害也很难确诊，因此该话题需要进一步详细讨论。

小肿包

大部分头部受伤只会形成一个小肿包。当儿童停止哭闹、安静下来后，会发现这个青紫色的小肿包。这个肿包几天后会毫无症状自然消失。为了让这个青肿尽快消失，可以马上对它进行冷却，然后涂抹一些巴赫花精素紧急霜（药店有售）。

条状肿块

与范围局限的小肿包不同，扩大的条状肿块意味着出血。虽然摸起来的感觉类似小肿包，但要大一些。条状肿块也可能很软，推挤后可移动。这类肿块的形成可能是由于颅骨骨裂造成的。此时，务必要将伤者送往医院就医检查。

头皮裂伤

头皮裂伤是头皮受伤中出血最严重的，属于外出血。

头皮包裹覆盖在颅骨外，极易出血。因此，当儿童头部出血多时不要惊恐。有可能情况看起来非常糟糕，但实际上并没有那么严重。

在医生缝合伤口或者使用黏合胶布处理伤口之前，必须先行止血。

面部伤口或裂伤出于美容方面的原因，必须由专业医生进行治疗。

经过良好处理的创口，伤口愈合处不会留下任何难看的疤痕。

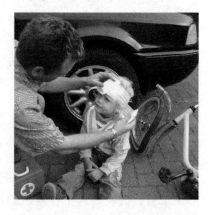

先用一块干净的布或者衣服（手边有的东西）压住伤口来止血。当您拿到压迫包扎的纱布绷带物品后（参见第120页），马上用纱布绷带卷进行包扎。

像图示这样绑扎绷带或纱布，可以很好地固定住它们。将绷带纵横交错包扎，绷带就不容易脱落，例如：包扎头部时环绕下颌。

在这个时候，包扎的目的不是美观，而是包扎的效果。早期人们在急救时，花费了过多时间以求绷带的包扎看起来更美观。因为急救病人到医院后，首先要做的就是去掉包扎物，所以对于急救人员来说，急救现场的第一任务是快速、有效地对患者进行包扎。

脑震荡

脑震荡是事故中大脑受到震荡冲击造成的，没有明显可见的伤口和其他变化，同时也没有出血或大脑损伤。脑震荡分为多个损伤等级，恶心和呕吐是脑震荡的诊断病症，但并非一定出现。脑震荡患者需静养，让大脑自我复原。另外，脑震荡也可能会给伤者带来剧烈头痛。为了预防此病症的发生，伤者应在事故发生后多静少动，甚至卧床休息。

颅底骨折

如果颅底发生骨折，那么伤者的鼻、口或耳中会有血和乳白色浑浊状的脑脊液流出。因为口和鼻子中的出血可能来自于鼻出血，所以耳出血是颅底受伤的直接标志。

您知道颅底在哪个位置吗？

颅底是大脑"底部"一个相对比较薄的骨板，从外部无法看到颅底。颅底将大脑与额窦和鼻窦隔开，其上有大量供血管和神经穿过的小孔。颅底在后脑的部位有一个大的开口供延髓穿过，将大脑与脊髓连接在一起。

颅内出血

对头部的强烈外力作用会导致颅内出血。大脑是一个供血极为充足、又极度敏感的器官。即使是脑内极小的出血和肿块也会十分危险，因为大脑被颅骨包裹，血肿无法向脑外排出，只能挤压大脑。当颅内压力升高，高压压迫呼吸中枢会导致伤者昏迷和呼吸停止。

颅内出血无法从外部识别，即使是医院也只能通过常规 X 光照相察看骨头，而无法检查出组织损伤。一般来说，颅内出血在

事故发生一段时间后才会出现，
这个过程可能需要几个小时。确
定颅内出血的唯一办法就是，对
儿童进行连续观察。实际上会让
受伤儿童（或成人）留在医院观
察一天或者至少一夜。

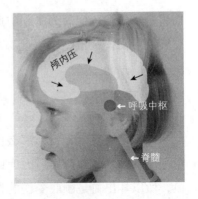

医院的确诊方法

刚才已经说过常规 X 光照相检查并不能确诊颅内出血，因为
颅内出血可能会在事故发生几小时后出现。由于颅内压力升高才
被发觉，因此医院会将疑似颅内出血患者留院观察 24 小时或一
夜。在留院观察期间，会定时查看伤者的意识、脉搏、血压以及
瞳孔反应。

您自己如何观察孩子

如果出于某些原因无法将孩子送往医院观察病情，那么请您
持续（每 30 ~ 60 分钟）查看孩子的清醒状态。在孩子睡着时也
要检查其反应，因为睡眠状态的第一眼印象与昏迷没有明显
区别。

如果您不愿意将孩子从睡眠中频繁地叫醒，可以用查看孩
子肌肉紧张状态的方法作为替代。睡着的孩子仍然保持着一定
程度的身体紧张，，而昏迷状态下人会缺失这种紧张状态。一旦
您发现孩子没有了身体紧张力，应立刻尝试将孩子唤醒。如果
不能唤醒孩子，则应将孩子以侧卧或伏卧体态放置，然后呼叫
急救。

什么情况下必须检查头部伤势？

按照经验，当出现下列头部伤害征兆时应到医院由医生诊断：

➤ **事故后昏迷**
➤ **意识障碍**
➤ **剧烈头痛**
➤ **强烈呕吐**
➤ **条状肿块**
➤ **耳出血**

到诊所就医或者去医院就诊？

一般情况下只有医院才能拍摄 X 光照片。请您尽可能将患儿送往设有儿科门诊的医院，或者更合理的做法是：让急救车运送受伤孩子去往医院。

原则上，家庭医生或者儿科诊所医生不能拍 X 光片，因此也不可能准确地诊断病情。

识别头疼

起初，头部受伤形成的肿包会痛，但当受伤的孩子停止哭泣后，最多 5～10 分钟孩子就会忘记肿包的存在，只有按压时才会有痛的感觉。受伤的孩子是否头痛或者头痛在随后的几小时内是否变得更加严重，这些对于鉴定头部伤势的严重程度十分重要。

确认儿童头痛并不是一
件容易的事情。从孩子的哭
叫方式中您得不出任何结
论，并且小孩子常常不能定
位自己的疼痛处。即使当孩
子已经能够开口讲话了，也
要花很大精力去正确辨认疼
痛。当孩子有疑问时，总是
会说肚子痛（参见第 203 页
腹痛）。借助下面的技巧可
识别受伤儿童是否头痛：

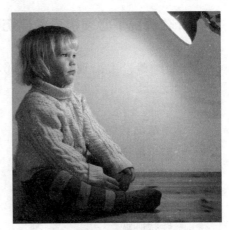

对光敏感说明孩子头痛。

通常头痛和眼睛对光敏感是共存的。这一征兆对于偏头痛患
者来说是很熟悉的。为了测试患儿是否头痛，您可以让孩子坐在
书桌上，用台灯照射孩子的脸，头痛的儿童会表现出对光很敏
感，父母可以更好地察觉出自己孩子对疼痛的独特反应（喊叫、
因疼痛而扭曲的面部）。

头部受伤后的顺势疗法

在头部受到伤害后，您可以采用顺势疗法给予患儿 C30 剂量
的山金车草药。山金车对于所有类型的受伤、肿胀和骨折都有不
错的治疗和止痛作用。特别重要的是，山金车草药已被证明具有
止血功效，恰好可用于治疗头部伤害。

山金车草药也可帮助大脑自我恢复健康。大多数情况下服用
山金车草药能够缓解受伤后的头痛症状。

在幼儿园中应用山金车草药

据我了解，在德国有超过半数的幼儿园常备有一瓶山金车草药。在孩子受伤的情况下，特别是头部受伤时，基本上都可以使用山金车草药。从法律角度来讲，幼儿园老师应该知道，像山金车这种顺势疗法的药物在受伤治疗中是没有任何副作用的，而且顺势疗法药物也不会引起过敏反应。被稀释成 D24 或 C12 程度的顺势疗法药物，统计学上来看不含任何有效成分分子（山金车草药就属于这种情况）。详细情况请您阅读本书"用顺势疗法进行急救"一章（参见第 227 页）。

巴赫花精素紧急霜

儿童受伤后立即使用巴赫花精素紧急霜（买自药店）涂抹患处，受伤后形成的小肿块会在短时间内消除，甚至根本不会形成。

4.9 触电事故

现代家庭中有许多电器设备和电源插座，这对于孩子来说是一种危险。父母除了要时刻注意外，还应该及时维修已损坏的电器或另行更换。

施救者会遇到的危险

触电事故不仅对触电的孩子而言十分危险，对于成年施救者来说也是非常危险的。电流可通过触电儿童流向施救者，因此施救者必须注意自我防护，只能使用不导电的绝缘物体接触孩子。在这种情况下适合使用所有的木质品：桃木装饰条，扫帚木柄或木椅子。但是注意：潮湿能够提高物体的导电性，因此木质品必须保持干燥。

在救人时，施救者也应该是"绝缘"的，例如穿上厚橡胶鞋底的鞋子后再将触电儿童脱离电源。触电儿童应被拨离或移离电源。

如果之前先关闭电源，例如切断保险丝，可避免施救者遇险。

触电儿童的危险

触电事故造成的伤害程度是不同的。电流越大（想象一下电炉灶头、车库和工作室中的强电流效果）、触电时间越长，孩子受到的伤害也就越严重。还有皮肤越湿润，身体的导电性也就越强。电流在触电者体内流经的途径不同也会造成不同的伤害结果。

假如心脏受到波及

如果电流流经心脏，可能会造成危及生命的心脏节律紊乱。最严重的是心室颤动障碍，该症状可经急救心电图仪检测出来。由于心肌运动速率极快（超过每分钟 300 下），导致心脏只是颤动而不再供血，和心脏停止跳动类似，造成血液循环障碍，患者失去脉搏。在这种情况下必须立刻施行心肺复苏术。

严重触电事故发生几小时后，仍可能会出现心脏节律紊乱。因此，触电儿童经急救治疗后应立即送往医院检查。

烧伤

电流会破坏身体组织引起烧伤，皮肤上电流的流入和流出处会有明显可见的烧伤伤痕，并且肌肉也有可能受伤，因此需要对伤者进行全面准确的检查。

思考但行动要快

儿童与触电点之间的接触必须尽快被切断。对此有两种方法：一是将触电儿童拨离或移离电源，二是关闭电源保险。

拨离电源

必须使用如木质物品（木椅、扫帚木柄）一类的干燥、非导电物体将触电儿童拨离或者移离电源。在此期间施救者本身也要做好防护，站在绝缘材料（橡胶底的鞋、厚报纸）上，避免与触电者的直接接触。这种方法拥有重大优势：速度快，无需花费时间寻找电源保险盒。如果您身处一个陌生的环境，有可能要花费很长时间才能找到电源保险盒。

切断保险——常常不够及时

如果您知道保险盒的位置，并且能很快找到它，应该立即切断保险。这种救人方法是最安全的，但不一定是最快的。

危险源

破损或旧电器、老化的电线和损坏的插座都是巨大的危险源。要时刻切记，儿童可能会在这些物品周围玩耍或者吮吸它们。

安全插座

针对小孩子的插座安全防护是十分必要的。您根本无法想象，孩子找到一个钉子或者螺丝刀，并用它们来研究房间里的插座的速度有多快。您也要注意分线插座，它的危险性也是极大的。为此请您仔细阅读"正确地预防"这一章节（参见第 252 页）中的提示建议。

刀子插入烤面包机中……

借助刀子将卡住的面包片从烤面包机中取出的做法很诱人，但请您一定不要这么做！即使之前您已经拔掉了电源插头，您也必须考虑到您的孩子可能正在观察您。儿童会模仿成人所做的每一件事，但是不会知道应该事先拔掉插头避免被电的道理。

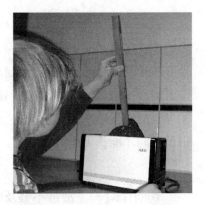

您可以换一种方式，在烤面包机旁放一根木夹子。商店内就卖烧烤时用的木夹子，它又长又细，夹取受损的面包片正合适。

在烤面包机旁放一根细长的木夹子，以避免儿童使用刀子取出烤面包机中卡住的面包片。

小心钳子！

　　有一天，我家里的座机电话失灵了，但电话线与端口连接良好，电话本身看起来也没有损坏，于是我简单查找后发现，电话线被干净利落地剪断了。我马上就看到旁边有一把我曾经用过的钳子。很可能是 3 岁的小女儿观察到，我是如何使用钳子剪断电线的。儿童每天都在不断通过模仿进行学习，因此我很快便断定是女儿剪断了电话线。因此钳子也是危险物品名单中的一员，用完后应该马上收起来。

　　事后我还暗自庆幸，幸亏女儿是拿无危险的电话线，而不是 220 伏电压的电线做的"练习"。

4.10　溺水

　　溺水是幼儿最常见的意外死亡原因。即使是花园的小池塘也会对儿童构成生命威胁（预防措施提示参见第 252 页至第 263 页）。

　　注意：告诉孩子不要在潜水前过度换气（参见第 62 页），并解释如果这样做后身体是如何反应的。

救人时注意事项

营救溺水者需要小心谨慎和一定的经验。救人时要携带救生圈或游泳气垫入水，使溺水者由于对死亡的恐惧而有可抓持的物体。如果溺水者当时抓不到任何物品，就会死死地抓住施救者，让其也陷入危险之中。无论如何在救人前或救人期间一定要通知救生员或急救中心。

注意!

　　每个溺水者必须送医院接受治疗：溺水事故发生 48 小时内，溺水者有可能出现肺水肿（所谓的二次溺水)!

溺水获救者的急救措施

　　应立即对溺水者展开生命急救，人工呼吸对于抢救是有决定性意义的。对溺水者进行心脑肺复苏术，直到急救人员赶到（参见第 27 页）。

　　不要试图通过摇晃溺水者身体或哈姆里希急救方法排出溺水者肺中的积水。

第五章

处理流血和伤口

您使用绷带来止血或者包扎伤口时，一定要考虑到：绷带不会带来任何美观的效果！当您绑着绷带到医院或诊所就医时，绷带将被剪开扔掉。过去的急救课上，会花费大量时间教学员：如何包扎既美观又复杂的绷带。那种曾经受到至高推崇的捆扎包扎方法现在已经不实用了，只有极少数情况才允许使用。现在止血的魔幻词是"压迫绷带"！

5.1 止血

所有头部、手臂、腿部大量出血的伤口都可以使用压迫绷带来进行处理。位于伤口处的血管受到物体（两个绷带卷或医用纱布）有针对性地挤压，不会影响其余部位的血液流动。不仅从心脏出发的动脉血可以正常地通过受压止血部位，就是回流到心脏的静脉血也只会受到轻微的影响。与捆扎方法相比，压迫绷带的包扎时间可以更长。

压迫绷带直接作用在伤口处止血

捆扎包扎法——只适用于特殊情况

捆扎法只有在极少数情况下是必要的，比如骨折出血（医学名称：开放性骨折）。因为在这种情况下，不允许对伤口施加任何压力。在断肢或者肢体部分被撕扯掉的情况下使用捆扎术也是必需的。捆扎部位位于上臂和大腿处。

肢体捆扎的时间不能超过两个小时。在两个小时内要短时间松开捆扎的绷带。

将一块毛巾或者三角巾折叠起来，牢牢地捆扎在上臂或者大腿处，使血液不能到达受伤的身体部位从而达到止血的效果。与此同时，皮肤会变得苍白没有血色。

无论如何都不能使用绳索或者钢丝用于捆扎。它们的捆扎会过紧，从而损伤到肌肉、神经和血管。

捆扎意味着血液不再能到达捆扎处以下的手臂或腿部。这样做的后果是，身体组织因缺少氧气而受到损害。因此，再次提醒肢体捆扎不得超过两个小时。出于这个原因，我们要记住或是写下来捆扎时间的开始点。

错误的或是宽松的捆扎会使出血程度更剧烈

如果捆扎，一定要紧！

在实际中，我经常看到错误的捆扎方式，造成的后果是伤口仍然在大量的出血。

因此：首先将手臂或者腿部用力捆扎紧，让血液既不能流入，也不能回流。如果捆扎得不够紧，由于心脏压力的原因，血液仍将继续流过捆扎部位到达手臂或者腿部。但是静脉血液的回流却因肢体捆扎而中断了，如此可以引发更加剧烈的出血。

救命，有人出血了——您却毫无准备！

假设出现这种情况：一个孩子在游戏场所伤到了手臂，伤口出血了。很有可能当时您裤兜里并没有随身带着纱布绷带，而且急救车还没有到达现场。现在您必须要尽可能利用身边所有的东西。您毕竟不可能什么都不做，只是等急救车的到来。

首先，用一块干净的衣料、手绢或报纸（刚出版的报纸是几乎无菌的）压在出血部位。

其次，让孩子平躺在地上，将他受伤的手臂抬高，这样就可以利用到重力的作用。一直按压住伤口等其他人去拿包扎物品（汽车急救箱）或者急救车到达现场。

如果直接按压伤口会让孩子感到疼痛，也可直接挤压上臂内侧的大动脉，同样可以起到止血的效果（详见下一段落）。如果身边有包扎材料，您可以使用压迫绷带包扎；如果还有第二人在场，他可以在您使用压迫绷带包扎时协助按压受伤孩子的上臂。

指压法——不需要辅助工具的止血方法

可以直接挤压骨头附近的动脉血管止血。用大拇指将动脉血管挤压在骨头上，可以止住该动脉血管供血部位的出血。这种方法与使用压迫绷带或者捆扎止血的效果一样，并且可以作为急救的最初手段。最有效的按压止血部位在腹股沟和上臂的内侧。

请您自身尝试一次指压止血法

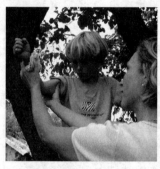

按压上臂内侧并抬高受伤手臂。

上臂指压法

请您至少在自己的手臂上实践一次：用大拇指按压上臂肱二头肌和肱三头肌之间的骨头内侧面。会有少许疼痛，几秒钟后您能感觉到手轻微发麻，这是动脉血液流动减少的标志。

血液循环的奇迹

众所周知，心脏将血液泵输到全身。但是您有没有想过这些问题：从心脏泵出运输到全身的血液，是怎样流回心脏的呢？大脚趾里的血液会怎样？实际上，心脏并没有将血液吸回来，而大脚趾里也没有泵。

血液回流的任务是由静脉瓣膜和肌肉组织完成的：引导血液回流心脏的静脉内壁上的静脉瓣膜，它的作用相当于止回阀。血液只能往心脏的方向流动。而泵的作用则由肌肉承担，促成静脉中的血液一厘米一厘米地向着心脏的方向运输。此外要注意，受损的静脉瓣膜会导致血管痉挛。

高效率的泵：心脏

血液几乎占人体总重量的1/30。成人的心脏每跳动一次就推动70毫升血液进入动脉。当心脏每分钟跳动70次就输送了4.9升血液。就是说，大约一分钟时间心脏会泵出大约一个成年人的所有血液量。

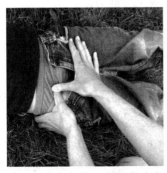

用双手大拇指按压腿部大动脉。

腹股沟指压法

经过腹股沟的动脉血管向整个腿部输送血液。它所在的位置较上臂动脉深，所以需要更加用力才能按压住血管。在腿部大量出血的情况下，需要用双手大拇指将血管按压在腹股沟中部的盆骨上。

头皮裂伤——大量出血，但是在大部分情况下并不危险

头皮裂伤是所有创伤中出血最多的。尤其相比成年人而言，儿童更容易跌倒，出血的主要原因就是头皮裂伤。

头皮裂伤并不意味着大脑受到了伤害。在用绷带包扎之后，应该送伤者到医院检查或者呼叫急救人员。

压迫绷带

压迫绷带是由两个纱布绷带卷组合一同使用来进行包扎。绷带直接敷在伤口上。适合使用压迫绷带的身体部位是手臂，腿部和头部。在腹部和胸部使用压迫绷带的效果并不理想。而在骨折的情况下一定不能使用压迫绷带。

使用压迫绷带包扎的方法是：纱布绷带一端直接放置在伤口上，然后缠绕两圈作为固定（纱布绷带卷是纱布垫和医用纱带的组合物）。现在将第二个纱布绷带卷或者类似替代物作为加压垫置于伤口

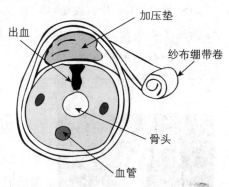

上，尽量绷紧绷带，使其可以对伤口持续施加压力。如果几分钟后伤口处纱布渗血，那就是施加的压力不够。解决方法很简单：将绷带稍微松开，从上面再用另一个纱布绷带紧紧缠好。

另外还有，加压垫必须一直包在绷带内部，这样才不会完全吸满血液。当伤口渗血时，也可以很快地发现。

当需要使用压迫绷带却没有纱布绷带卷时，可以直接将纱布垫和简单的医用纱布叠加在一起使用。

压迫绷带包扎法与捆扎法相反，不会阻碍血液循环，因此可以较长时间的包扎。

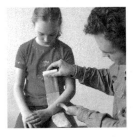
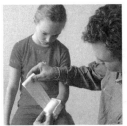
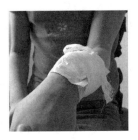

压迫绷带和纱布绷带：对伤口直接施压止血。

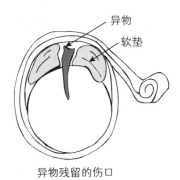

异物残留的伤口

异物

包扎时要将异物留在伤口内，以免在清除异物时造成新的出血。加压垫应压放在异物的两边。只允许医生清除伤口中的异物。

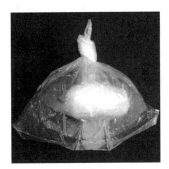

运送断肢的包装

断肢

当发生断肢或者肢体离断时，应将截断的肢体组织无菌、干燥、冷藏（注意：不是冷冻）地带往医院。这里我们需要两个塑料袋和一些冰水。

5.2　鼻出血

儿童鼻出血要比成年人常见。引起鼻出血的原因一般是跌倒或鼻孔受伤（如用力挖鼻孔）。尤其在冬季里，经暖气加热的干燥暖空气导致鼻黏膜脱水变干，这时鼻腔内的毛细血管极易破裂。针对鼻黏膜脱水的情况可以使用鼻膏来湿润鼻腔，如百帮得（Bepanthen）；更持久有效的方法是通过空气加湿器提高空气湿度。

儿童鼻出血的另一个原因是发育过快，血管系统中的压力过大。即血液系统中的红细胞繁殖速度快于血管系统（静脉血管和动脉血管）的生长速度。带来的后果就是不断增大的血管内压，这种压力将鼻出血作为自我减压的阀门。另一种相反的情况也会发生：血管系统的生长速率大于血液系统的生长速率，儿童则表现为皮肤苍白和贫血。

为什么鼻出血会引起恶心？

血液不属于胃容物，而且血液中过高的蛋白质含量会引起恶心，当进入胃中的血液含量超过一茶杯时，就可以引发呕吐。所以在鼻出血时，必须让血液通过鼻孔向外流出，头前低有助于此。

不要忘记压紧鼻腔

　　我在急救工作期间经常发现（意外事故最终只是确诊为鼻出血的可能性远远超过您的想象），鼻出血经过很长一段时间都没有止住。最常见的原因是没有将两侧鼻翼一起挤压住。因此对于身体而言，就很难做到自我止血。

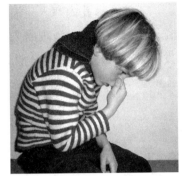

将头微微前倾，儿童自己或者他人用两根手指用力捏住鼻子。放一块冷毛巾在脖子上。

　　如果您已经阅读了前面关于出血的章节，那么您就知道，在伤口上施加适当的压力（压迫绷带）是成功止血的关键。但是，这为什么不适用于鼻出血？因为通常的鼻出血都是一侧的出血。这种情况下，压紧出血一侧的鼻孔就足够了。

　　完全止血大概需要 10 分钟左右，所以您必须在同样的时间内挤压鼻子止血。

冷敷颈部

　　颈部有与鼻血管神经相连的神经。如果冷敷脖颈，鼻部血管也会相应收缩。

　　放一些冰凉的物体在脖子上，就能激活这个止血的程序。如果冰箱内有专用冷敷冰匣，可以直接放在脖子上。但是从冷冻室里拿出来的冷敷冰匣，要首先用毛巾包好后再使用，以免冻伤皮肤。湿布或者冰凉的钥匙串都可以起到不错的冷敷效果。

什么是禁止的？

不能在鼻孔内塞入药棉、手绢或者类似填充物，因为这些填充物很难从鼻腔中清理出去。如果伤口大量流血，这种情况经常发生，儿童应该身体坐直，上半身微微前倾，以此避免吞入血液。

5.3　嘴部伤害

舌出血

用手指将舌头拉出来，用纱布垫在伤口上至少按压 5 分钟。如果 5 分钟后出血仍然没有止住，就需要缝合舌部伤口了。这种情况下，最好在医护人员的陪同下去往医院。

嘴唇出血

和前面所描述的一样，按压流血部位的两侧止血。嘴唇受伤也可能需要缝合。

牙龈出血

牙龈出血也是可以止住的，即便是牙齿脱落引起的出血。孩子需要咬住一个卷起的纱布垫，通过施加压力达到止血效果。

牙齿脱落

如果儿童跌倒时撞掉了一颗牙齿，一般来说这颗牙齿可以再重新植回。被撞掉牙齿的牙根一定不能受干，而要保持湿润。孩子必须立刻去诊所看牙医或者去口腔医院就诊！牙齿可以放在牛奶里面或者含在孩子或大人口中带给医生。当然，牙齿放在孩子自己的口中是最好的，但是一定要注意，不要让孩子误吞了牙齿。

断齿也可以再次黏合。同样的道理：保持牙齿湿润，不要浪费时间。

乳牙和恒牙的再植是有区别的。医生可以给带着牙根完全脱落的恒牙直接植牙，同样4岁及4岁以下的儿童，他们带着牙根的乳牙也可以重新植入。但是6岁左右的儿童就是另外一种情况。这个年龄正是身体准备自然换牙的时期，乳牙的牙根已经松脱，即所谓的松动乳牙。这种没有牙根的乳牙一旦脱落或者撞掉后再植，也无法再生长了。

5.4　伤口处理

儿童身上的伤口主要是一些小的挤伤、擦伤和割伤，一般都不危险。为了治疗伤口，您要注意以下这些规则。

只有洁净的伤口才能良好地愈合

只有洁净的伤口才能良好地愈合。伤口最好的自我清洁方法就是出血。对于流血较少的伤口我们可以适度挤压，直到流出足够的血液。污物和病原体会随着血液一起流出伤口。

受污染的伤口可以用干净的自来水清洁。在德国，自来水从微生物角度来看是无须担心的。在这个情况下矿泉水也可使用。稍后也会谈到医院里使用的无菌消毒剂。

如果水流冲洗不能完全清理干净伤口的污物，您可以用无菌的纱布垫帮忙清理。伤口必须由内到外进行清洁。

也可使用稀释的金盏花药水清洁伤口（参见第 138 页）。

消毒

消毒不能代替对受污染伤口的清洁！

如果伤口没有被污染或者已经用水清洁过，就可以使用消毒剂进行消毒了。消毒措施能够减少落入伤口处的病原体的数量。消毒剂一般是在酒精、汞或者碘的基础上合成的，不同种类的消毒剂有不同的优势和劣势。

酒精性消毒液副作用小、性质温和，但是皮肤有明显灼痛感，因此不适用于儿童。含汞的消毒剂比如红药水，其刺激性小、无灼痛，但是具有毒性，并不推荐使用。尤其是 5 岁以下的儿童，一定不能使用。在德国，红药水已经不能随意买卖了。

消毒不能替代伤口清洁

有一种无皮肤灼痛感、性质也温和的消毒制剂，商品名叫奥替尼抗菌液（Octenisept）。同样含有碘的消毒剂，比如聚乙烯酮碘

（Betaisodona），其性质温和，也无皮肤灼痛感，但是碘过敏者禁用。

所有的消毒剂都有一个相当大的缺点：在消灭病原体的同时，伤口处的白细胞也会被杀死。白细胞是自身免疫系统的一部分，主要职能是使入侵病原体变得无害。所以在给小伤口消毒时，要尽量少用消毒药剂。

细小的异物和碎屑

细小的异物比如沙砾或者碎屑，都可以自己用镊子很好地清除。镊头尖锐如针，即使是很小的碎片也可以夹出来。

镊子是家庭医药箱里的必备工具

如果碎屑在伤口里难以清除，可以先使用温肥皂水（钠皂水最佳）有效软化伤口后再使用镊子清除。

大的异物

如果有较大的异物在伤口中，必须去医院做手术进行清除。异物可以封闭住受损的血管，防止大量出血。如果贸然取出异物，会存在大出血的风险。一定要用软垫裹住异物，让其继续留在伤口处（参见第 121 页）。

各种绷带

可以使用不同的绷带来处理伤口，以防止伤口受到污染。顺便提一句，这些绷带都放在您车内的医药箱里，但是您知道自己的医药箱里面都有哪些绷带吗？

大部分人的医药箱从未使用过，而安睡在汽车后备箱里。所以让我们来上一堂小小的绷带课：

绷带

名称	适用于
创可贴	非常小的伤口，指尖伤口的包扎
医用胶布	固定纱布垫
消毒纱布绷带	用在所有伤口的表面覆盖
敷料	烧伤和遮盖大面积伤口
纱布绷带卷（绷带和纱布垫组合）	压迫绷带包扎和绷带包扎
医用纱布带（绷带上无纱布垫）	绷带包扎和压迫绷带包扎
黏合胶布	伤口边缘黏合
喷射式黏合剂	普通创可贴不能黏合的部位，如头部皮肤

创可贴（OK 绷）

如今人们口中最常说到的绷带就是"创可贴"了，虽然它的正确名称应该是"伤口快速包扎绷带"，但是无论大人还是小孩都知道，创可贴指的是什么。

使用创可贴遮盖伤口可以避免直接接触伤口、再次污染或者衣物对伤口的刺激。但是伤口最好是在空气中愈合，所以有些创可贴可以在晚上撕去，早晨再贴上将伤口保护起来。

另外，大多数儿童都喜欢创可贴（尤其是彩色的创可贴），即使是极其微小的伤口，也会主动要求贴一个创可贴。您可以送孩子一包创可贴。受伤后孩子们喜欢自己去贴，觉得很有趣，同时孩子还可以在玩乐的气氛中学习怎么处理伤口。您还可以在药店买到针对孩子过敏性皮肤的特殊抗过敏创可贴。

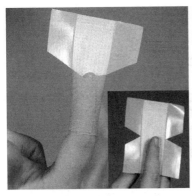 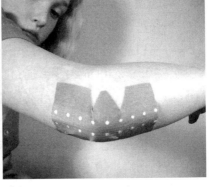

创可贴手指防脱落包扎法：在一长段创可贴的两边各剪出一个内三角形，再将创可贴的上下两段的两翼先后围绕贴在手指上。

贴在关节处的创可贴，如图中所示在胶布边缘处剪切，这样贴的效果会更好。

医用胶布

医用胶布（真正的"胶布"）其实就是直接贴在皮肤上的黏性胶条。根据使用目的不同，有宽的、窄的、黏性好的或者黏性一般的医用胶布，都是按卷出售。对于过敏性肌肤，市场上也有不伤皮肤的医用胶布。所有的医用胶布都可以直接用手撕断，不

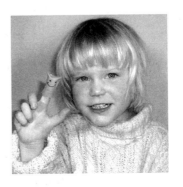

小技巧：给您的孩子在胶布上画上眼睛和嘴，会让小朋友非常开心的。

需要剪刀。但是要注意，从正确的角度来撕开胶布。您记住，胶布不能贴在湿润或者有消毒液残留的皮肤上。在贴胶布之前，要清洁局部皮肤并保证其干燥。

消毒纱布垫

因为没有足够大的创可贴来包扎大型伤口，所以可以用棉纱布垫对这些伤口进行无菌包扎。纱布垫一般是 10cm × 10cm 大小。通过医用胶布或者纱布带固定。纱布绷带卷是纱布垫和绷带的组合体。

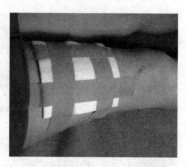

使用纱布垫和医用胶布包覆大型伤口。

纱布垫可以直接用来轻轻擦拭或者清洁伤口。愈合缓慢的伤口在治疗期间需要大量的纱布垫，所以您应该多储备一些。在医院或者医生那里您可以免费获得不少纱布垫。

敷料

敷料是大块的、无绒毛的无菌布，用以覆盖大型伤口或者烧伤伤口。一般规格为 40cm × 60cm，足够覆盖整个手臂或者儿童的上身。最初敷料是为了覆盖大面积烧伤而生产的，在老包装上它被称作"烧伤敷料"。提示：一定要注意医药箱里敷料的有效日期。如果已经过期了，就不能保证敷料的无菌状态了。但是在一些紧急情况下仍可酌情使用。

纱布绷带卷

纱布绷带卷是非常实用的，因为在绷带上直接附有纱布垫。它是压迫绷带止血时的最佳选择（参见第 120 页）。

黏合胶布——黏合代替缝合

对儿童来说，缝合伤口是一件很可怕的事情。作为替代，可以通过使用黏合胶布达到黏合伤口上下边缘的作用（例如 Leuko-strip 牌的黏合胶布）。将清洁后的伤口的上下边缘对合在一起，然后以正确的角度按照伤口的走向贴上一个或者多个黏合胶布。

原则上，缝合和黏合伤口是医生的工作，但是也有例外情况，例如在当地没有医生的度假地。用黏合胶布处理伤口最重要的前提是，伤口要清洁。表面受污染的伤口，愈合过程中会不可避免地发炎。

伤口愈合

当伤口愈合时，身体形成新的组织来填充伤口，并使伤口边缘长合到一起。伤口是由内而外愈合的。只有这样，病原体和污染物才会随着伤口体液排出体外。如果伤口首先在表皮长合住了，就会阻碍这个通向皮肤表面的排出通道，伤口则会发炎化脓。脓包会给人体带来灼热感和疼痛感，因为它对压力很敏感。伤口边缘也会呈现红肿（参见第 136 页）。

因此，严重污染的伤口或者动物咬伤的伤口，最初切勿缝合或者黏合伤口，应保持体液外流通道的畅通。

什么时候应该去看医生或者去医院就诊？

是自己就可以处理伤口，还是必须由医护人员处理，这取决于不同的因素：伤口的大小和深度，伤口的位置，伤口边缘是否整齐，是否有被污染、传染的风险以及异物的情况。同时，个人的本领和经验也决定了，您自己是否能够独立正确地处理伤口。

伤口必须在 6 个小时内进行处理（例如：缝合）

以下是必须就医处理伤口的情况：

名称	处理方式/ 危险性
面积大或深的伤口	必须进行缝合或者使用黏合胶布。伤口处的污物要小心清除。
裂伤，例如：头皮裂伤	因为伤口边缘裂开，所以大部分情况下必须缝合。
面部伤口	专业的伤口处理可以使伤口愈合得更加美观，并且不留疤痕或者只留下小小痕迹。
伤口内有异物	大的异物必须由医生清除。
动物咬伤	有很高的感染风险。
无破伤风防预	如果接种破伤风疫苗的时间超过 5 ~ 10 年，身体已无法抵抗破伤风。就医后注射疫苗也是有预防效果的。
破伤风	感染后大约 4 ~ 14 天（极少数情况下潜伏几个月），病人会出现颈部和背部肌肉发紧，通常被误诊为风湿病。接下来会出现吞咽困难和咀嚼肌痉挛症状。由于脸部肌肉抽搐会产生明显的类似嘲笑的表情。在后续的病变过程中会陆续出现更严重的抽搐情况。死亡最终是由呼吸系统和心肌瘫痪造成的。

破伤风

破伤风是一种很严重的、由伤口引发的感染。注射疫苗可以预防这种危害生命的神经系统病变。

患破伤风时注射抗菌素可以增大存活几率，但是最高也只有50%的生存几率。

破伤风病原体

破伤风是由破伤风杆菌分泌的毒素导致的。病原体最初来源于马的肠子。破伤风杆菌广泛存在于马粪中、花园的土壤中和花土内。病原体也存在于街头的尘土中（如今很少了，因为很少有马走在街上了）、生锈的金属制品和木屑碎片上。

极其危险的伤口

被钉子、针尖、荆棘等刺伤的伤口以及不接触空气愈合的伤口，它们被感染的几率会大大提高。破伤风的病原体属于梭菌属病菌。这种病菌只在无氧环境下大量繁殖。一般较深的伤口都会形成一个无氧环境，此时愈合的表层伤口与深层未愈合的伤口之间会形成一个伤口囊。潜伏在此的破伤风病原体因接触不到空气而大量繁殖。

注射疫苗

幼儿一旦会行走后，就应该接种破伤风疫苗。对于有效的疫苗接种来说一共需要注射三次疫苗。

因为并不是使用已死亡的病原体接种，而是使用不具备活性的破伤风毒素接种，所以疫苗接种相对而言人体反应较小。

动物咬伤

动物咬伤由于两个原因格外危险：一个原因是伤口可能受到感染，另一原因是存在患狂犬病的风险。

被宠物咬伤，尤其是被狗咬伤，伤口感染的几率普遍较高。咬伤的伤口一定要格外仔细地清洁。这里我推荐使用浓一点儿的肥皂液，最好是钠皂液清洗伤口。洗手液并不合适，因为从化学本质来说，洗手液已经不是肥皂了。去看医生永远是明智的选择，还可以按照法律的规定记录此次咬伤。

狂犬病

在欧洲，狂犬病主要是由狐狸、狗和猫传播的。传染途径是接触动物唾液。狂犬病的潜伏期一般为3个星期~3个月左右（很少有潜伏期长达一年的）。咬伤小臂或小腿的感染患病几率为15%~20%。出血越多，伤口越靠近大脑（例如脸和颈），被病毒感染患病的概率就越高，大约为40%~60%。

一旦狂犬病发病，就没有救治的可能了。狂犬病的症状首先表现为被咬伤处红肿，然后头痛以及咽喉和呼吸肌僵硬痉挛。患者常死于呼吸衰竭和心脏停搏。

患狂犬病动物的识别

患有狂犬病的动物与健康动物的行为是有区别的。处于抽搐发展期的患病动物具有很强的撕咬欲望。其攻击性很强，唾液分泌增多，甚至流出口外。到了病变晚期，因肌肉瘫痪，患病动物的日常行动变得很困难，追踪和跑的功能受到损害。此时，动物看起来相当温顺。

狂犬病

如果被患有狂犬病的动物咬伤，感染狂犬病的几率就非常高！即使只是怀疑咬人的动物可能感染了狂犬病，被咬伤的人也应该注射可以救命的疫苗。在触摸已经死亡或者活着的患狂犬病动物时，病原体感染人的可能性并不大。近 50 年内，所有在德国上报的狂犬病感染病例都是因动物咬伤引起的。

立刻用浓肥皂水清洁咬伤的伤口，并且就医诊治！

被咬伤的患者应该尽可能当天，或者一定要在 72 小时以内注射狂犬病疫苗。3 个月内一共需要注射 5 次疫苗。

被患有狂犬病的动物咬伤后，72 小时内一定要注射狂犬病疫苗！

因为狂犬病病原体与碱性肥皂容易起反应并被杀死，所以咬伤后必须立刻用肥皂水（钠皂溶液更好）彻底清洗伤口。另外，伤口还应该用消毒剂处理，尽可能杀死更多的病原体。

儿童咬伤儿童

儿童之间偶尔也会发生相互咬伤的情况。感染的风险一般来说小于其他伤口的感染。因为在儿童之间一些传染性疾病，例如艾滋病或者乙肝还没有广泛传播，但是这种伤口也应该细心清洗消毒。

伤口发炎

尽管已经对伤口进行了清洁和消毒，但仍然有可能发生伤口感染。这是由于伤口处仍然可能有异物、污物或者沙粒，这些东西必须清除干净。如果您不能确定伤口是否已经完全清洁，可以让医生来处理它。

如果伤口已经结痂，但是内部却发炎并化脓（患处灼热、并且触压疼痛敏感）了，就必须小心地揭去痂皮。放入含钠皂水或金盏花药水的温水中浸泡伤口，可以容易地将痂皮去除。最后用纱布垫或者创可贴将伤口包扎好。用金盏花药水湿润伤口敷料，并且每天勤换敷料，可以加快伤口的愈合。

血中毒

人们口中常说的血中毒其实是一种淋巴管网炎症。病因是伤口处的细菌没有被完全杀死，到达了淋巴管网。从伤口开始在几个小时内沿着淋巴管网形成了一条直到上半身的红线。

**这条从伤口出发的红线表示血液受到了毒素的感染，
请立刻就医。**

这个红色是发炎的标志。如果被细菌感染的淋巴液进入血液循环，就产生了血中毒。但是这种情况在儿童身上很少出现。血中毒或者专业术语败血症意味着，细菌随着血液分布在人体的每个部位。从伤口出发的红线其实是血中毒的先兆。

为了防止败血症导致死亡，应到医院就诊。一方面，医生可以使用抗生素进行抗菌治疗；另一方面，医生也可以更好地清洁伤口，消除细菌的发源地。

淋巴系统

淋巴系统在我们的身体里就像一个隐居的人一样。因为淋巴系统在整个身体中的分布是不可见的，所以很少有人了解这个组织器官。与血液循环相似，淋巴系统也摄取不同物质（如白细胞、组织液、蛋白质），并把它们运走。淋巴管起始于组织细胞之间的通道，然后越来越粗，最后通过淋巴结与血液循环相连。淋巴系统和血液系统的主要汇接点就在距离心脏不远的位置。每天都有 2~3 升乳白色不透明的淋巴液流入血液。

> 构成免疫系统一部分的淋巴结是过滤淋巴液和对抗免疫病原体的地方。人体主要的淋巴结分布在腹股沟、腋下、颈部和下颚。如果占据全身淋巴结总量50%的颈部淋巴结肿大，意味着咽喉部位肯定有炎症感染了。

5.5　治疗伤口的纯天然药物

有大量的纯天然物质可以起到促进伤口愈合和消毒的作用。我想下面简短地介绍两种：金盏花药水和尿液。

金盏花药水——消毒抗菌的新选择

世界上几乎没有什么比金盏花药水更适合治疗伤口的了。多年来凭借自身的良好疗效，它成为我最经常使用的消毒剂。它有一定的抗菌效果，可以促进伤口的愈合和组织的新生（肉芽）。金盏花药水具有抗菌、抗杀真菌和抗发炎的特性。与其他常见的消毒剂相比，金盏花药水还有一个优势：消毒的同时，它并不会杀死自身免疫系统的白细胞。如果您使用金盏花药水治疗伤口，而不是单单消灭病原体，伤口通常都会愈合得更快、更好。

您可以在药店中买到金盏花药水，
使用时请按 1∶10 的比例进行稀释。

使用药水时要按照 1：10 的比例用纯净水稀释。在稀释状态下，金盏花药水的有效期会缩短，必须在一天内使用。只有用高纯度的酒精溶剂保存，金盏花药水才可以长时间保持洁净。

伤口清洁

稀释的金盏花药水也可用于清理伤口。先用稀释的药水湿润纱布垫，由内向外的清洁伤口。每次应该用纱布垫干净的一角擦拭伤口。

难以愈合的伤口

针对一些愈合缓慢的伤口，金盏花药水也能够发挥令人惊奇的治疗作用。用含有稀释药水的湿润纱布垫包裹伤口。注意保持纱布垫随时湿润，您可以每隔几个小时就在纱布垫上喷洒一次药水溶剂。

漱口

在颚部和牙齿手术之后，可以每天多次用稀释的药水清洗口腔。因为金盏花药水有轻度止血的功能，所以适用于手术后口腔清洗。

自制金盏花药水

您可以在药房买到或者自己制作金盏花药水。金盏花对环境没有什么特殊要求，可以茂盛地的生长在所有的花园里。您也可以在自己阳台上种植金盏花。金盏花是四季开花植物，它阳光般灿烂的颜色还能让人心情愉悦。收集一两把的新鲜金盏花花朵，将它们放入配有螺纹盖的玻璃瓶里，然后用在药房买的浓度为70%的酒精（乙醇）浸泡。将玻璃瓶密闭放置于阳光下两个星期，期间要不时摇晃几下瓶子。最后将浸泡的精华液用咖啡滤纸过滤，将悬浮杂质剔除，过滤后的药水装入药瓶内。由于酒精的贮存作用，这瓶金盏花药水可以保存多年而不变质。但是千万不要忘记：使用前要按照 1∶10 的比例用纯净水稀释。

尿液

偶尔也会有这样的情况：发生了急性事故，但是您身边没有任何可以利用的急救物品。这时您必须要即兴发挥了。一个古老的办法就是利用自己的尿液。

尿液具有消毒，降低蛋白质含量的作用。尽管人们不太相信，但事实上尿液几乎能达到无菌的清洁程度。如果您身处野外大自然中，身边也没有急救装备，用尿液暂时清洁处理伤口是相当明智的。根据我的观察，用尿液清理伤口在有些情况下还能缓解伤口的疼痛。某次在朋友搬家时我就亲身经历了一次，我的食指被压伤得相当严重，并且伴有出血。那天是周末，所有的绷带又都已打包收在箱子里面。我顿时想起了这个古老的士兵诀窍，结果伤口没有发炎就直接痊愈了。

另外，尿液还是一种古老的治疗皮肤病的药剂。如果不觉得恶心的话，尿液其实可以治疗湿疹、肉疣，甚至神经性皮炎。

第六章

休

克

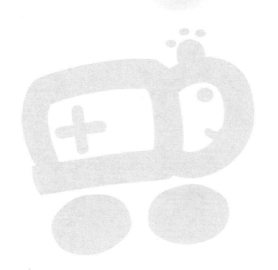

医学意义上的休克与我们日常用语中所说的"休克"没有多大关联。当我们说："噢，天哪！今天我被困在电梯里了，差点休克了！"此处所说的"休克"是指受到了惊吓。事故发生时，大多数当事人或目击者都只是受到了惊吓，更确切地说是事故惊吓。人在受到事故惊吓后，会出现面色苍白、两腿发软的情况。而一个真正的休克总是与失血或者体液流失有关。

休克不同于惊吓

6.1　休克发生时人体内的反应

通过用失血的例子解释休克是最容易让人理解的。本章也会为您介绍各种不很常见的休克类型（参见第 147 页及第 148 页）。

儿童休克最常见的原因是失血

当伤口出血（可见的外出血或不可见的内出血），血液循环

内的血量减少、血压降低时，人体重要的生命器官：如大脑或者心脏就会出现供血不足的危险。此时人体将启动"应急程序"，将失血量控制在一定范围内。

首先心率会加快，接着整个血液循环加速，于是人感觉到脉搏跳动变快了。

针对血压降低的第二个反应便是血液会向重要的器官分布，大脑、肺部以及心脏会得到最大程度的供血，而对于次要器官及躯干部分（例如：肌肉和皮肤）的供血量则会相应减少。这一过程被称作集中供血，和体温下降时引发的机理反应相似。当体温下降时，温暖的血液将集中分布在人体核心器官，而次要器官和远离身体的躯干部分（例如：胳膊和腿）的供血则相对较少。

休克的一个形象比喻

设想一下，在一家啤酒厂内，使用卡车（＝红细胞）运送啤酒（＝氧气）。突然有几台卡车被偷了（＝失血）。由于所有客户都想得到啤酒的供应，于是啤酒厂厂主命令员工们加快工作进度并且加班加点工作（＝心率加快）。对于这样的额外劳动，卡车司机可以承受得住一段时间。但是如果不能及时消除缺少运输工具所带来的问题（＝持续性失血）或者有卡车继续被偷走，啤酒厂厂主就必须下达一项新指示：优先向所有重要的老顾客（＝极其重要的器官）提供啤酒。次要的顾客（＝次要的器官如皮肤）则必须等待他们的啤酒（＝氧气）供应了。

如何识别休克症状?

即使不借助其他辅助手段也能很容易辨别休克：一般情况下，处于休克状态的人还是有神志的，随着病情发展意识会逐渐模糊。下面是休克的一些典型症状：

➤**皮肤苍白**

因为作为次要器官的皮肤供血不足，所以休克病人的最明显症状是皮肤苍白。有时休克病人看起来的确是面无血色。

➤**出冷汗**

在皮肤苍白的同时，休克病人的皮肤触摸起来会觉得很湿润。人的身体一般会在紧急状态下出汗，而且是冷汗。如果是由脱水而引起的休克（通常不会导致这么严重的情况），病人就不会出汗。

➤**快而弱的脉搏**

休克首先是血液循环的问题。失血，及其引起的血压降低，会导致手腕处的脉搏变得微弱，与此同时脉搏却加快了。

注意：出现事故后，腹部出血只能通过休克的症状来识别。

6.2　休克的治疗措施

救助人员在照料休克病人时必须注意以下事项：正确的体位、保温以及细心的照顾是非常重要的。

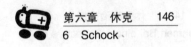
➤**请您将孩子以正确的休克体态安置**

几乎所有人都知道休克病人的正确身体姿态：双腿抬高保持高位，放低的头部（脑部）就能得到充足的血液供应。血液会由抬高的腿部流向身体躯干内的重要器官。

➤**注意给孩子保暖**

休克病人容易感到寒冷，特别是因大量出汗导致的寒冷。如果事故发生在街上，给患儿盖上毛毯或类似的东西来保暖，也会让他们感到舒适一些。此时，可以使用汽车急救箱里的救生毯（在德国这属于法律规定的必备物品）。最后：当有人受伤躺在街上时，将一些柔软的物品，例如一个枕头或毛衣垫在他的头部下面，会让他感到比较舒服。

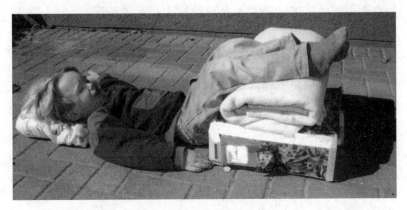

休克时儿童的正确体态：腿部抬高放置或是有人跪在孩子身旁并且将他的腿抬高。孩子的头部枕在柔软的物体上（被子或枕头上）。这个体态也适用于晕厥情况（参见第149页）。

➤**不要将孩子独自留下**

事故会让孩子经受身心两方面的创伤。这时如果有人陪在身边并加以照顾，孩子会感觉很好。下面这条准则对于休克儿童

（或成人）很实用：不要将孩子单独留下。同孩子交谈、轻抚他的身体或者握住他的手都是非常好的做法。

6.3 其他形式的休克

典型的休克是由于失血造成的。当人体以其他方式流失体液（拉肚子、呕吐、烧伤水泡）时，血液将被用来弥补体液的流失，最终也会导致休克。

脱水

如果孩子同时拉肚子、呕吐或发烧，其体液会迅速流失。与成人相比，儿童的体液含量非常不稳定。一个新生儿或婴儿24小时内需要摄入大约是其体重 1/6 的液体。当脱水达到一定程度，也会造成儿童休克。

脱水会导致儿童休克

脱水患者必须接受医生的治疗。您可以通过以下症状来识别脱水：
➤干燥的口和唇
➤大而深陷的眼睛
➤囟门凹陷（婴儿左右顶骨与颅盖诸骨尚未接合所形成的骨间隙。）

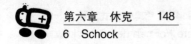
➤长时间无尿

➤皮肤起褶（请您在孩子腹部拉起一个褶皱：如果放手后皮肤无法恢复平整，则表明身体组织脱水了。）

过敏性休克

不同程度的过敏反应引发的后果是不相同的。轻度的过敏反应常表现为：短时间在皮肤上出现的红斑。重度的过敏反应可能引起危及生命的血液循环障碍。如果儿童对蜜蜂或者马蜂的蜇刺过敏（也可参见第 189 页），可能会产生过敏性休克。由此会出现下列状况：体内所有血管扩张，导致血液循环的血压降低。另外，血管对体液的通透性增加，血浆从血液渗透到组织内，血液的总量减少。

过敏体质儿童会由于蜜蜂或马蜂的蜇咬出现过敏性休克

过敏性休克是一种可怕的疾病，只能通过药物（尤其使血管收缩的肾上腺素）治疗。

精神性休克

在极少数的情况下，严重的精神创伤（事故）也能导致休克。血管扩张，血压骤降（您应该记得：休克是由于血液循环障碍引起的）。

那些经历事故后惶恐不安、言语混乱、双腿发软的人是因为受到了惊吓，却不一定会休克。但是这两者常常被混淆。尽管如此，不论是儿童还是成人，在这两种情况下都需要得到帮助和看护。

烫伤引起的休克

大面积的烫伤伤口会造成体液大量流失，最终可能导致休克。

感染性休克

这种休克现象极少发生在儿童身上，但是为了病症描述的完整性，我们也顺便提一下。

当病人出现这种严重感染的并发症时，通常是在住院治疗期间。发病原因是受细菌感染的血液已经全身泛滥（血液中毒）了。其发病过程和过敏性休克类似，但有可能危及生命。

注意：感染性休克非常少见，但有可能致命。

6.4 休克、晕厥和昏迷的区别

这几个概念常常被人混淆。休克时，正如前面所述，人体重要器官将得到最大程度的供血。大脑是人体的首位器官，所以休克病人在正常情况下是有神志的（颅骨受伤或者发展成深度休克

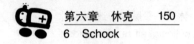
的情况除外）。

在昏迷状态下，呼吸和血液循环仍存在，但是身体的一些重要神经反射会丧失。严重时需要迅速采取急救措施，例如人工呼吸或者心脏按压（参见第 27 页和第 33 页）。

休克病人在正常情况下是有神志的

晕厥是由于短暂性血液循环障碍、过快起身或者温暖气闷房间内缺少新鲜空气而造成的。事故中受到惊吓也会出现晕厥的情况，但是这与休克毫无关联。

孕妇或者青春期少女尤其容易晕厥。晕厥持续时间很短并能自行消除。将腿抬高（如同休克体态）有助于更多血液流向大脑。

　　成人话题：当怀疑是急性血液循环障碍病变，例如心肌梗死（可通过胸部疼痛，左肩麻痹等症状识别）发作时，不要采用休克体位，否则大量回流的血液会进一步加重心脏的负荷。这时，应将病人的上身稍稍抬高。

第七章

烧 伤

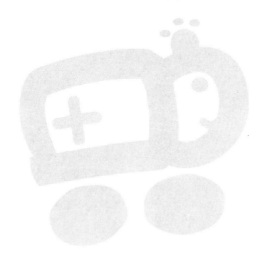

烧伤造成的疼痛是非常强烈的，尤其是当烧伤面积很大时，还会导致极其严重的后果。有时伤痕根本无法消除，终生可见。儿童的烫伤及烧伤通常是由于年幼无知和行动笨拙造成的。您可以在"正确地预防"一章中找到避免烧伤的建议（参见第247页）。

最重要的措施：冷却，冷却，冷却！

烧伤后急救的第一步骤是，立即用冷水小心谨慎地冲洗冷却伤口。冷却大约 10～15 分钟，这样做能有效防止烧伤向深层皮肤侵蚀。

如果必须对大面积身体表面进行冷却时，不可使用太冷的水，否则会出现冻伤的危险。

7.1　后果与危害

烧伤的严重程度和细胞组织遭受破坏的程度都会造成一些不良后果，而这些不良后果又会对人体的器官造成损害。

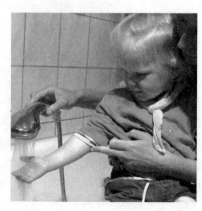

用冷水冷却伤口是处理烧伤和烫伤最重要的措施。

烧伤是如何侵蚀深层皮肤的?

用冷水冷却伤口,会很快消除皮肤组织内造成烧烫伤的灼热。尽管如此,烧伤仍会因一个特定的作用因素而扩散蔓延。为了将这一过程解释清楚,有必要在生物化学知识方面插入一个关于我们身体的题外话。每次烧伤,都会有大量的细胞被破坏。同时侵略性的酶被释放出来,通常情况下这些酶被封闭在细胞囊中,用来分解蛋白质。如果这些酶(又称溶酶体)进入身体组织,会大量破坏健康组织中的细胞。烧伤会继续侵蚀内部身体组织,破坏深层皮肤。但是人们可以通过冷却来阻止这一进程,因为降温冷却可以使酶失去活性。酶是人体中冷敏感物质。对烧伤皮肤处进行10~15分钟的冷却,对降低烧伤范围和减小烧伤危害是十分重要的。

凉水能阻止烧伤向深层皮肤组织侵蚀

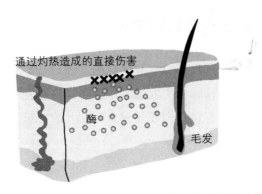

通过灼热造成的直接伤害

酶

毛发

二次烧伤是一个发酵过程，因此通过长时间冷却使酶失去活性是十分重要的。

大面积烧伤的危害

在大面积烧伤情况下，大量细胞受损死亡。在此过程中产生的细胞分解物会使身体排毒的工作负荷过重。分解蛋白质的酶进入血管后会分解其内的血液成分，由此导致血液状态的改变以及身体血浆的损失。这个被称作烧伤病的病理过程，可导致不同程度的烧伤结果。

儿童手掌的表面积是其身体总表面积的1%

烧伤面积超过成人体表面积的10%～15%和儿童体表面积的5%～10%，就存在由烧伤病引起的休克危险（参见第149页）。

为了描述烧伤面积大小所占的比例，可以采用如下的概测方法：病人（儿童或成人）的手掌面积对应着其身体总体表面积的1%。

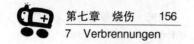
什么情况下应该去医院诊治？

判定烧伤严重程度的标准是烧伤度和烧伤面积。烧伤面积越大，烧伤度越高，就会产生越多并发症。只有轻微烧伤，您才可以自行处理。所有烧伤面积超过 5% 以上的二级烧伤，都应由医生或在医院进行治疗。

烧伤等级

一级烧伤	**症状**：发红，肿胀，疼痛。 **病因**：晒伤及高热是典型病因，影响时间很短。
二级烧伤	**症状**：发红和起水泡，疼痛。 **病因**：热水烫伤和烧伤是典型病因。
三级烧伤	**症状**：组织受到破坏，无疼痛感。 **病因**：被火烧伤或高温灼伤，影响持续时间长；皮肤完全被破坏，需植皮。

7.2　治疗一级、二级烧伤的天然药物

用冷水降温的步骤完成后，您可以使用以下药物来减轻疼痛，促进治疗。

荨麻——大自然的消防员

众所周知，触摸荨麻后皮肤会出现红斑、灼热、疼痛，这与烧伤症状十分相似。早在两百年前萨穆埃尔·哈内曼（Samuel

Hahnemann）就曾在顺势疗法中提到："同性相克"。用荨麻来缓解烧伤病症就是这一原理在实际中的应用。

Combudoron®（商品药名称）或荨麻药酒都是有效的治疗药物。荨麻药酒必须用水稀释后方可使用。

您可以在药店里买到维乐达公司治疗烫伤的 Combudoron®商品药。Combudoron 的主要成分是荨麻精华液。因为它也有药膏，相比荨麻精华液多附了一份说明书，因此我推荐您使用成品药。当然，您也可以在药店里买到具有相同疗效的荨麻精华液。

烧伤后使用 Combudoron 药物，能有效抑制疼痛及水泡，促进治疗。如果只烫伤了一根手指，最好是将手指浸泡在荨麻药酒中10 分钟，荨麻药酒应与水按 1：10 的比例混合。如果是身体其他部位或是大面积烧伤，则可敷上湿润的纱布垫。将纱布垫用稀释过的荨麻药水（比例 1：10）浸湿后使用，变干后应重新润湿。

小贴士：Combudoron 药也可缓解昆虫蜇咬引起的皮肤发痒。

醋——触手可及

醋与荨麻药酒一样具有治疗烧伤的功效。醋特别适用于一级烧伤，如晒伤。将纯醋涂抹在烧伤的皮肤上即可。最好使用苹果醋，当然也可使用其他种类的醋，但是决不能使用醋精。

醋能治疗晒伤和舌头烫伤

醋的优点是在每个厨房里都可以轻松找到，恰好在那里它可以治疗一种特殊烫伤。您是否经常被滚烫的食物、茶或咖啡烫伤舌尖呢？现在含一口醋在嘴里能明显有效的缓解疼痛。太酸了？那就含点香醋吧。将醋含在口中约 5 分钟，一会儿您就感觉不到疼痛了。

7.3 治疗三级烧伤的措施

在三级烧伤的情况下，皮肤表层完全被损坏。这种烧伤极易受到感染。不可以在烧伤伤口上涂抹任何软膏、药粉或者精油。早期，人们将面粉作为家庭用药而使用。因为面粉感觉很凉，所以人们认为面粉有助于缓解烧伤的病痛。然而事实恰好相反，三级烧伤伤口处不可涂抹面粉，因为面粉会与皮肤组织黏合在一起，而处理伤口时又不得不被刮掉。

烧伤伤口冷却处理之后，用消毒绷带将烧伤处包扎起来。

用冷水将所有开放性烧伤伤口冷却处理后，再用消毒绷带包扎起来（每个汽车的急救箱里都应备有）以保护伤口不受感染。绷带的表面光滑，不易起毛，避免了和伤口的黏合。以前，这种绷带也被称为"烧伤绷带"。然而，由于它不只适用于烧伤，也适用于其他大面积伤口的包扎，人们统一命名为"纱布绷带"。名称是以红色字样印在其包装纸上。

重要提示：所有三级烧伤应在紧急救治后送往医院进行治疗。

第八章

中　毒

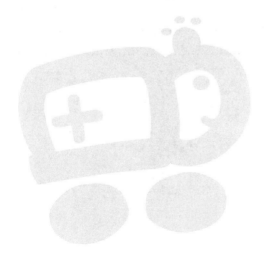

儿童常常因为无知、好奇而中毒。与成年人不同，儿童对于中毒是完全没有认知的。坦率地说，在幼儿期间小孩子会将所有可能的东西放入口中并吃掉它。一个烟蒂被孩子吃入口中的速度会出乎您的意料。父母应当学会，如何对可能引起中毒的情况有良好的敏感性：首先做好预防，其次学会辨别中毒症状。

请您竭尽所能让孩子远离有毒物质。即使父母已经尽力去预防了，但经常还是会出现非常多的中毒机会。您可以在"正确地预防"章节中了解更多的知识（参见第 247 页）。

8.1　如何识别中毒？

当孩子突然感觉不舒服、呕吐或者非常疲倦时，其原因可能就是未被察觉的中毒。当孩子到别人家做客时，能够比在家中更轻易地接触到药物或者其他危险物品。注意：当孩子去看望祖父母时，他们也许会在床头柜的抽屉中发现各种各样的药丸。

8.2　中毒后向谁求助？

除了突发紧急情况时赶来急救的救护人员会帮助您，当您需

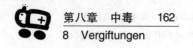
要获取相关的中毒信息时，中毒救护中心也会向您提供建议和帮助。

急救服务

在急性中毒情况下，应尽可能快速地采取相应措施，并呼叫急救中心。急救医生可以在现场对患儿进行救治，例如腐蚀性物质中毒。

中毒救护中心

儿童中毒的情况是多种多样的，因此，中毒救护中心专业的以及针对个体的建议非常重要。德国目前有 9 所医院设立了中毒救护中心（参见附录）。这些中毒救护中心同时向医生和非医学工作者提供咨询服务。从中心您可以获知，孩子吞下的物质是否有毒，应当采取何种措施以及是否必须将孩子送到医院进行治疗。更多信息请点击网址：www. erste – hilfe – fuer – kinder. de.

中毒救护中心提供建议。
急救站指派急救车和急救医生救援车，在紧急情况下实施救援。

当您在紧急情况下向中毒救护中心求助时，应该能够回答以下问题。这些问题对于判断中毒种类及其严重程度非常重要：

毒物剂量	例如：是半包、一颗浆果还是 1/4 升？
毒物种类	例如：药品名称、植物的描述（如果可以，将浆果或植物一小部分带到医院）。
症状	例如：异常的举止、疼痛、呕吐等。
服用时间	中毒多长时间了？
孩子的体重	父母经常不清楚孩子的体重，所以还应告知孩子的年龄。
孩子的年龄	用来估计体重。

您可以在附录中找到德国、奥地利和瑞士的中毒救护中心的电话号码。

8.3　中毒后的急救措施

对于中毒的自行处理，存在很多相应措施。然而，您应该采取哪一类的急救方式要取决于中毒的类型。例如：因安眠药中毒时，呕吐出胃容物是合理的；因洗涤剂或者灯油中毒时，这一措施却会造成不良后果。因此，当有中毒发生时，您应先花点时间考虑一下引起中毒的各种可能因素。下面的信息概述了各种适当的急救措施。

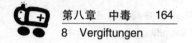
请您不要盲目施救！

致命或危及生命的中毒情况非常少见。柏林中毒症状和胚胎毒理学咨询中心研究指出：87%的咨询都不存在中毒危险。治疗方法一般都局限于服用一些液体、医用炭或者除泡剂。

过去发生过几次过度急救导致儿童死亡的案例。错误或者过度急救占中毒儿童死亡原因的比例至少为1/5。

催吐

吞食了作用快、毒性强的物质导致中毒后，催吐是很必要的。对于那些只摄取了少量植物、药物或者其他物质引起的中毒，可以通过服用医用炭中和毒素，然后排出体外。如有疑虑，您可以和中毒救护中心取得联系。用手指刺激喉咙后壁可以催吐，胃容物越多，就越容易呕吐。为了更容易催发孩子呕吐，可以给他多喝些水。

呕吐特别适用于药物或者植物中毒。无论如何不可让毒物长时间存留在体内。

注意：盐水对孩子可能是致命的。

禁止使用盐水来引发呕吐——浓盐水对孩子来说可能是致命的。

当毒剂不明时，必须进一步辨识，请您将呕吐物保存好。

注意：在中毒昏迷时，不可催吐！

请不要在洗涤剂和腐蚀性物质中毒时催吐！

当吞下洗衣剂、去污剂和洗涤灵时，由于胃的收缩蠕动，在呕吐时会产生泡沫。因为在任何情况下都不能让泡沫进入肺部，所以对于这类中毒不能采取催吐的方式进行处理。

食道无法抵御腐蚀性物质的侵蚀

另外，一个不允许催吐排出腐蚀性物质的原因是：酸和碱会损坏喉部黏膜。胃部受到一层厚厚的黏膜层保护，使其不受酸（碱）的伤害，胃本身是会生成盐酸的。与之相反，食道没有黏膜防护，以至于在呕吐时，食道会被再次腐蚀。在这种情况下，应当采取后续饮水和稀释毒性的方法。每个忍受胃溃疡病痛的人都会明白，食道有多么敏感。当胃液进入食道后会产生疼痛。腐蚀性物质中毒也是十分疼痛的。

汽油、酒精和煤油也有损坏黏膜的类似危害性。因为这些液体很难闻，所以此类溶剂中毒的情况很少见，即使发生了，也是在很小的中毒剂量范围内。

因灯油中毒时，不要催吐！

由于灯油（石蜡油）拥有绚丽的颜色、芬芳的香味，因此它已经成为近年来导致儿童严重中毒的主要因素。切不可让灯油进入肺里！出于这个原因，不允许催吐出含灯油的胃容物。曾经发生过儿童因催吐造成肺部受损而死亡的情况。您可购买菜籽油类的灯油替代品，这些产品不是很危险。请您一定考虑到，孩子不

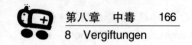

仅能从油瓶里，也会从摆设的油灯里或者吮吸灯芯喝到灯油。

因灯油中毒时，注意不要采用错误的急救措施。

后续饮水稀释毒液

腐蚀性物质中毒时，因为不能将其呕吐出来，所以进行稀释解毒是非常必要的。后续饮用水、茶或者稀释过的果汁是最有效的。不要喝太多，否则会引起呕吐。

牛奶不适合用作稀释剂

过去牛奶被推荐用来稀释毒剂，这从理论上来说也是合理的。因为牛奶有缓冲酸碱的作用。但是牛奶会在胃里凝结，凝结的蛋白质会沉积在肠胃的褶皱处。在进一步治疗中，可能必须做肠镜检查，这时视线会被挡住。有些情况下，牛奶甚至会加速肠道对有毒物质的吸收。因此请不要给孩子喝牛奶，以此来稀释腐蚀性物质。

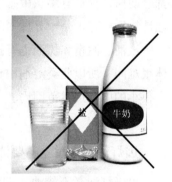

当孩子可能中毒时，绝不要让他们喝牛奶或者盐水！

注意：请您也不要尝试去中和孩子已经喝下去的酸或碱。

洗涤剂中毒时不要后续补水

当喝下起泡剂（洗涤剂等）时，不要再喝其他液体。液体越多，产生的泡沫就越多。如果误吞起泡剂，可服用 Sab Simplex® 或 Lefax®（商品名）药物消除泡沫。

医用炭解毒

服用医用炭是最安全、最迅速和最有效的解毒方式。细微粉末儿形态的医用炭是应对众多中毒情况必不可少的药物。活性炭具有通过其较大表面积来吸附大量物质的特性。人们借助它的这种特性来处理药物中毒和植物中毒。这个众所周知的原理也被用于简易的家庭滤水器（活性炭过滤器）中。

---

10 克炭粉就拥有三个足球场大小的面积来吸附已被溶解的物质

炭的使用没有什么禁忌证，这意味着服用医用炭粉末儿不存在任何风险或者副作用。因此，中毒时服用此粉末儿是很明智的做法。然而，让儿童服用炭是很棘手的问题。因为炭片相对较大并且粗糙，儿童很难吞咽下去，而且炭片也不易溶解。此外，由于炭片没有被研磨得很细，所以用炭片吸附毒素需要成倍的时间。

活性炭没有风险和副作用

在药店您可以买到专门的解毒活性炭。柏林中毒救护中心的专家推荐使用科勒药厂生产的炭粉（商品名 Kohle Pulvis® ）产品。尽管这种药品得先在药店里预定，您也不应该就此偏爱使用炭片。Kohle Pulvis® 炭粉被研磨得如同蝴蝶翅膀上的粉一样细微，因此能够快速见效。只需90秒钟就可达到最大疗效。对有孩子的家庭来说，一盒如此实用的炭粉是不可少的。为了简便快捷地使用，先在螺旋口瓶子里装满水或果汁。双层盖子的设计可以保证瓶子在摇动时密封得也很紧密。

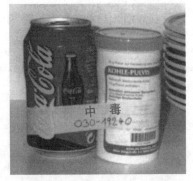

在紧急情况下一切都是随手可及的。

中毒时的急救措施

孩子当然不会心甘情愿地服用这种溶液。在这里成人要使用一点点技巧，您可以将医用炭粉混在可乐里，因为它们的色差很小。您也可以在平时的日常生活中演练一次，给孩子喝溶解了一些炭粉的苹果汁或者可乐。这样在紧急情况时，就不会出现太大的问题。

剂量

建议标准剂量为10克，即一罐炭粉® 的量。

腹泻

人们常在度假时出现腹泻，这时服用炭片最有帮助。当细菌和病毒在肠胃系统中具有活性时，会代谢产生毒素，从而导致腹泻。当患有轻微的腹泻时，在免疫系统对抗病原体的同时，可以服用炭片止泻。

医用炭片是旅行药箱内的常备品！

什么时候不要使用医用炭？

在酸和碱中毒时，医用炭并不能发挥功效，因此不宜使用。并且在随后可能的胃镜检查中，炭也会让胃中所有的一切看起来都是黑乎乎的。

通便

炭会导致便秘。通常在中毒后，人们期望毒素在身体里停留的时间应尽可能短。服用炭粉一小时后可进行通便。脱脂乳或乳糖都是很好的通便物，芒硝也很有效。详细信息请您咨询中毒救护中心。

8.4 最常见的中毒

引起儿童中毒的常见物质是：

1. 药物
2. 烟草

3. 清洁洗涤剂
4. 有毒植物

香烟带来的问题

您知道香烟带来的问题吗？在游乐场、公园内、道路上，随处都能发现烟头。每个吸烟者都知道，烟头对儿童是极其有毒的。很久以前，我就对吸烟很反感。然而，自从我们有了孩子后，吸烟者轻率地丢弃烟头真正变成了一个大麻烦。前不久，我们带着一岁大的儿子在露天啤酒馆中，由于没有带着玩具，于是孩子便去寻找其他东西玩儿：他开始将烟头放进嘴里，我们马上制止了他，并且不再让他到处跑。然而，他的反抗是那么的强烈，迫使我们不得不改变策略。既然我们无法阻止他与香烟接触，促使我有了这样一个念头：我可以教这个小不点儿，如何将烟头扔进附近的垃圾桶。我先示范了几次，很快一个好玩的游戏便由此开始了。他将找到的每个烟头都扔进了垃圾桶。吮吸烟头对他来说已经变得没有任何吸引力了。孩子记住了这个游戏，从此以后，他将找到的每个烟头都扔进了垃圾桶。

因为尼古丁不是接触性杀虫剂，所以如果孩子将触摸烟头后的手指放入嘴中，也不会有太坏的后果。

由于儿童与成人不同，常因无知而中毒，所以呕吐或者突然疲劳等症状则可表明其已经中毒。

药物中毒

儿童常常仅是出于好奇而服用药物是不计其数的。其中大多数药物中毒是没有危险的；详细信息请您咨询中毒救护中心（参见附录）。

关键是服用的剂量

是否药物中毒取决于服用的剂量和与其体重的比例。帕拉策尔苏斯（Paracelsus）指出："仅通过服用的剂量便可知道药物是否会造成伤害。"当服食了碘片、氟片、泡腾钙片、感冒药、咳嗽药水、避孕丸等药物后，您可不必采取任何措施，或者服用中毒救护中心建议的医用炭粉。

通常药物可能造成的首要后果是，影响心血管循环或者神经系统。治疗心脏功能的药物，以及安眠药和镇静药都属于此类药物。在此提醒您：不要采取过度急救，请您咨询中毒治护中心！

下列常被儿童吞食的药物在其标注的剂量范围内是无害的：

避孕丸	1 个月的药量
必咳平	1 个原包装
植物性抗生素（浆液/糖衣药片）	1 个原包装
婴儿出牙止痛药	1 个原包装
喉片	1 个原包装
感冒药	50 片
咽喉肿痛药	100 片
顺势疗法药剂	1 瓶
免疫增强药	1 个原包装
止咳药水（Monapax 牌）	1 个原包装
止咳药水（Prospan 牌）	1 个原包装
鼻窦炎顺势疗法药剂	1 个原包装
止咳药水（Thymipin 牌）	≤4 毫升每千克体重
止咳滴剂	≤1.5 毫升每千克体重
祛痰糖浆	100 毫升
止咳药水（Tussamag 牌）	1 个原包装
维生素 B、C、E	1 个原包装
维生素 D、A	5000 单位每千克体重

"原包装"是指 N1（小包装）大小的药品包装规格。

清洗剂中毒

喝下洗涤剂、清洁剂和去污剂时，会在体内产生气泡和泡沫。因为气泡很容易进入肺部并对其造成不同类型及程度的伤害，所以中毒后应采取的首要措施是消除泡沫。Sab Simplex® 药物是一种能通过降低气泡表面张力来有效除泡的硅酮类化合物。这种硅酮化合物会直接排出身体，不会被人体吸收。硅酮在这里与活性炭相似，无副作用。与活性炭不同的是 Sab Simplex 药具有覆盆子果口味，很受儿童欢迎。只要家中还有小孩子，而他们有起泡剂中毒的可能性，那么就应该在家庭药箱中常备 Sab Simplex 药。另一种药物 Lefax® 拥有与 Sab Simplex 药相同的物质，也能起到很好的疗效。这两种药物都能有效治疗婴儿胃气胀。您已经在家中备有这两种药中的其中一种了吗？

**在清洗剂中毒时，Simplex® 或 Lefax®
药都能用来消除气泡和泡沫。**

Simplex® /Lefax® 药的剂量

急性中毒时，请您服用半瓶至一瓶药剂。

洗涤剂：不要后续饮水或催吐

相对来说，清洗剂是无毒的物质，自身并不会对人体构成危害，因此不必急切地将其排出体外。除此之外，呕吐会催发泡沫的形成，并造成泡沫进入肺部的极大危险。同样饮入液体也会促

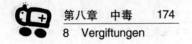
进泡沫生成，所以不要接续饮水（液体）。

干面包

在您没有消泡剂期间，可以给孩子吃干的白面包。它虽然没有消泡的功效，但却能吸附口中残留的洗涤剂。

植物中毒

无毒的植物及其部位	
植物果实	小檗、血李子、岩梨、火棘、倒挂金钟属、山茱萸、酸浆、欧亚山茱萸、十大功劳属、山楂、白山楂属、山荆子、观赏性樱属、观赏性椴梓
植物花和叶	溲疏属植物、茉莉、无花果、丁香、连翘、雏菊、挂兰、木槿、蒲公英、洋山梅花、蔷薇（玫瑰）花、紫罗兰
大量服用这些植物的果实会导致腹泻或者肚子痛	山梨树/花楸果、香豌豆、橡子、重楼属、金银花、忍冬属、接骨木属、女贞属、荚蒾属、荚蒾浆果、野豌豆/宽叶香豌豆、冬青树、欧洲七叶树、全缘枸子

有毒植物	有毒部位
斑叶海芋	红色浆果、新鲜树叶、根茎
常春藤	茎秆、叶、浆果
毛地黄	花、叶和籽
菜豆	果实

有毒植物	有毒部位
金链花	花、籽和根茎
藏红花	球茎
金钟柏属，侧柏属	花和浆果
羽扇豆	籽
铃兰	整株植物
茄属	尤其是浆果
夹竹桃	整株植物
欧卫矛	籽、叶、树皮
杜鹃	整株植物
沙地柏/刺柏	特别是树梢
黑嚏根草属，圣诞玫瑰	整株植物
大戟属类	整株植物，特别是植物汁液

剧毒植物	有毒部位
花园类植物	
紫杉	红色果肉是无毒的，裂开的籽（非常苦）和针叶是有毒的；没有裂开的籽剪下作为种子
乌头属植物	整株植物
大曼陀罗	叶和籽
秋水仙	整株植物
蓖麻	花、豆籽
欧亚瑞香	整株植物

剧毒植物	有毒部位
森林和草地植物	
天仙子	叶、籽，特别是根
毒参（毒胡萝卜）、毒芹	整株植物
曼陀罗	叶和籽
颠茄	整株植物，特别是果实
刺激皮肤的植物	
花叶万年青（室内观赏植物）	可引起灼痛、发红和水泡
伞形科独活属植物（白芷）	可引起灼痛、发红和水泡
可能对皮肤有刺激的 室内观赏植物 （参见第182页的说明）	火鹤花（红掌花） 绿萝（黄金葛） 龟背竹（蓬莱蕉） 心叶喜林芋（圆叶蔓绿绒） 海芋花（马蹄莲）

一品红有毒吗？

　　每个人都认识一品红（圣诞花），它的色彩喜庆，叶子呈火红色、粉红色或者白色。这种植物含有一种大戟属植物特有的白色乳汁。当然一品红的培育品种并不含剧毒物质。当吃下超过一片或两片叶子时，其乳汁会对消化系统产生轻微的刺激。但是必须留心它对宠物的剧毒作用。

剧毒植物

关于有毒植物更为详尽的信息，请登录网站：

http：//www. meb. uni – bonn. de/giftzentrale/（波恩大学附属医学院儿童中毒救护中心）

http：//www. aid. de/giftige – pflanzen/（饮食健康专业网站）

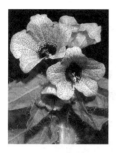

天仙子（黑色）
花期：6～10 月
果实成熟期：9～11 月
植物有毒部分：
叶、籽、特别是根

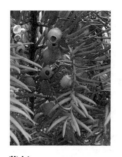

紫杉
花期：3～4 月
果实成熟期：8 月
植物有毒部分：
除了假果的果肉外的所有部分

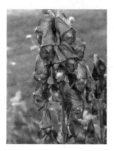

乌头属植物（蓝色、金黄色）
花期：6～9 月
植物有毒部分：所有部分

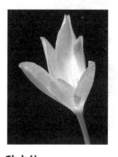

秋水仙
花期：8～10 月
果实成熟期：春季
植物有毒部分：所有部分

上面右图来源：扬科·冯·里贝克
其他图片来源：慕尼黑植物园

剧毒植物

关于有毒植物更为详尽的信息，请登录网站：

http：//www. meb. uni – bonn. de/giftzentrale/（波恩大学附属
医学院儿童中毒救护中心）

http：//www. aid. de/giftige – pflanzen/（饮食健康专业网站）

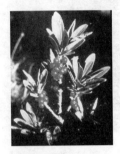

欧亚瑞香（红色）
花期：2 ~4 月
果实成熟期：6 ~8 月
植物有毒部分：所有部分

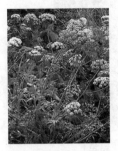

毒参（普通，水毒人参属）
花期：6 ~9 月
果实成熟期：7 ~10 月
植物有毒部分：所有部分

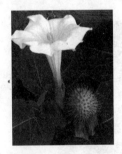

曼陀罗
花期：6 ~9 月
果实成熟期：8 ~10 月
植物有毒部分：叶和籽

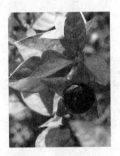

颠茄
花期：夏季
果实成熟期：夏季
植物有毒部分：
所有部分，尤其是果实

上面两幅图来源：http://clinitox. ch
下面两幅图来源：扬科·冯·里贝克

有毒植物

关于有毒植物更为详尽的信息，请登录网站：

http：//www. meb. uni – bonn. de/giftzentrale/（波恩大学附属医学院儿童中毒救护中心）

http：//www. aid. de/giftige – pflanzen/（饮食健康专业网站）

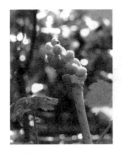

斑叶海芋
花期：4 ~5 月
果实成熟期：夏末
植物有毒部分：
红色浆果、新鲜树叶、根茎

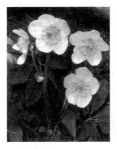

圣诞玫瑰
花期：12 月 ~次年 3 月
植物有毒部分：所有部分

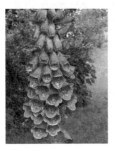

毛地黄（红色，黄色）
花期：6 ~8 月
植物有毒部分：
红色浆果、新鲜的叶、根茎

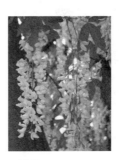

金链花
花期：4 ~5 月
果实成熟期：7 ~8 月
植物有毒部分：
主要是花、籽和根

上面右图来源：慕尼黑植物园
其他图片来源：扬科·冯·里贝克

有毒植物

关于有毒植物更为详尽的信息，请登录网站：

http：//www. meb. uni – bonn. de/giftzentrale/（波恩大学附属医学院儿童中毒救护中心）

http：//www. aid. de/giftige – pflanzen/（饮食健康专业网站）

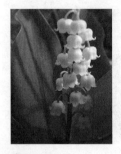

铃兰
花期：5 ~6 月
果实成熟期：8 ~9 月
植物有毒部分：所有部分

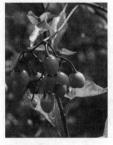

茄属（苦甜）
花期：6 ~8 月
果实成熟期：6 ~8 月
植物有毒部分：主要是浆果

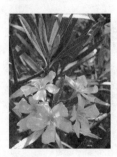

夹竹桃
花期：7 ~10 月
植物有毒部分：所有部分

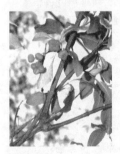

欧卫矛
花期：5 ~6 月
果实成熟期：7 ~11 月
植物有毒部分：籽、叶、树皮

下面右图来源：http：//clinitox. ch
其他图片来源：扬科·冯·里贝克

大量摄取以下植物的果实会引起不适

关于有毒植物更为详尽的信息，请登录网站：

http：//www. meb. uni – bonn. de/giftzentrale/ （波恩大学附属医学院儿童中毒救护中心）

http：//www. aid. de/giftige – pflanzen/ （饮食健康专业网站）

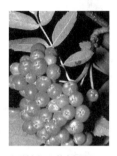

山梨树（花楸果）
花期：5 ~6 月
果实成熟期：8 ~9 月

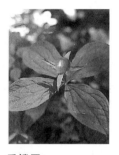

重楼属
花期：5 ~6 月
果实成熟期：7 ~8 月

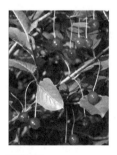

忍冬属
花期：5 ~7 月
果实成熟期：8 ~10 月

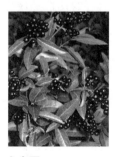

女贞属
花期：6 ~7 月
果实成熟期：9 ~10 月

上面右图来源：http：//clinitox. ch
其他图片来源：慕尼黑植物园

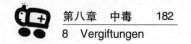

有些植物刺激皮肤或者黏膜（例如：花叶万年青）。因为所涉及的植物是不同种类的栽培植种（大多数是无害的），所以人们可以自己做个试验：咀嚼一片叶子，如果舌和嘴唇在十分钟内只有刺激感，并没有十分明显的肿胀，那么这株植物就可以在室内养殖。

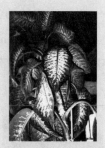

刺激皮肤：
花叶万年青

许多有毒的植物、植物部位和果实都不好吃，所以儿童尝后会马上将其吐出来，因此大多数情况下摄入量并不大。中毒症状也仅局限于恶心或者轻微呕吐。每 70 次植物中毒事件中，仅有一次会有明显的或严重的中毒反应。幸运的是，因有毒的植物或植物部位引起的死亡是极少的。

这里有一个基本原则，当儿童吃下一种常见的浆果而无恙后，请您鼓励他们去吃这些浆果。

家中的有毒和无毒物质

如有疑问，可随时咨询中毒救护中心！从那里您能获取更加具体的建议。下面这张一览表为您提供了儿童在家中可能放入口中的物品概况。

洗碗机的粉状或块状餐具清洗剂	注意：刺激黏膜或者有腐蚀性作用。
洗涤剂、清洁剂	无毒。注意：起泡剂（参见第 173 页）
用于手工制作的物品	无毒的是：插花座，礼品丝带，烛蜡，碳纸，复印纸（打印过的），橡皮，泡沫塑料，壁纸胶，橡皮泥。
烤箱清洗喷液 管道清洁剂 厕所清洁剂	注意：有危险性（腐蚀性的）。 注意：有危险性（腐蚀性的）。 注意：有氯气或者过氧化氢刺激黏膜的危险。
颜料和铅笔 （产自欧洲/美国）	无毒的是：油墨毡笔，手指颜料，粉笔，圆珠笔，墨水，彩色铅笔芯，复活节彩蛋的颜料（水和片剂）。
玩具 （产自欧洲/美国）	可以断定使用的材料、填充物和颜料是无毒的。
婴儿牙胶和冷冻凝胶包析出的液体	无毒。
醋	只有醋精（总含酸量 25%）能导致急性的含酸过度。
化妆品	无毒的是：唇膏，肥皂，润肤霜，软膏，防晒霜，牙膏； 小心可吸入的爽身粉。
香烟	对大约一岁以上的儿童而言，半支以上的香烟挥发物是有毒的。 吸完后的滤嘴和一只完整的香烟一样有毒。
水银	在室温下即会挥发而存在有毒气体（电子温度计取代了水银温度计）。
花土、花营养液	没有毒性。
暖气计量器小管	通常情况下是无毒的。 应对措施：通风和多喝水。 注意可能存在的玻璃小碎片。
灯油	含石蜡的灯油是危险的（参见第 165 页）。

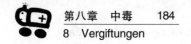
气体中毒

烟雾中毒

不同种类可燃物燃烧时，会产生不同的气体产物。合成材料的燃烧甚至会释放出有毒的氰化物。

请您和孩子远离各种燃烧

消防队和急救人员会在现场对烟雾中毒人员采取治疗，将肺部损害降到最低。烟雾中毒经常被人们忽视。请您无论如何不要靠近失火的建筑物或者消防现场——也不要站在所谓的安全距离之内。观看消防员的工作，特别是对小孩来说，虽然很有吸引力，但是吸入烟雾会引起肺部炎症。

催泪瓦斯

CS 气体（催泪瓦斯）作为可以"保持距离的物质"，常被用于自卫或驱散示威人群。近几年来，它也成为一种受青少年欢迎的"玩具"，频频出现在教室里或者校园中。

CS 气体会刺激眼睛，使人流泪并且阻碍视线。如果直接喷射进入眼中，会对眼睛造成伤害。在这种情况下，必须用清水冲洗眼睛至少 20 分钟（参见第 214 页）。然后您应该去找眼科医生或者到医院进行治疗。如果出现咳嗽或者呼吸不畅的症状，也必须接受治疗。

浴室里的毒气

请您绝对不要将家用清洁剂，尤其是含氯的家用清洁剂与另一种清洁剂相混合。两种不同清洁剂混合会释放出有毒气体，特别是氯气。氯气具有毒性，闻起来有股"游泳池"的气味；在第一次世界大战中，氯气曾被作为毒气使用。

第九章

马蜂和蜜蜂蜇伤 蚊子和蜱虫叮咬

皮肤上的昆虫蜇伤一般都是无危险的，但是有些人却会因此引起严重的过敏性反应。如果蜜蜂或马蜂蜇在唇部或咽部，可能会发生危及生命的肿胀，因为肿胀也许会导致呼吸困难。

蜱虫叮咬会传播严重的疾病。

9.1　马蜂和蜜蜂蜇伤

蜜蜂叮蜇后，附带毒囊的蜇针会留在叮蜇处。由于失去蜇针，蜜蜂就会死亡。马蜂则正相反，它们会在叮蜇后拔出蜇针继续存活。通过留在蜇伤处的蜇针，可以判断是蜜蜂还是马蜂的蜇伤。

移除蜇针

蜜蜂的蜇针会在蜇人后和其尾端充满毒素的囊袋一同留在蜇伤处。如果仔细观察，甚至能看到毒腺的收缩运动。不能用手指捏住螫针后拔出，因为这样会将毒液从毒囊中挤压进入被蜇伤的伤口。如果您正好有一把镊子（很少会这么巧合），就可以在不挤压毒囊的情况下将蜇针移除。长指甲也能够起到与镊子同样的作用。利用小刀也能取出蜇针：将刀刃倾斜30°～40°小心地置于皮肤上方、紧贴蜇针，当刀刃接触到蜇针后，向上把蜇针挑起。

预防蜇伤

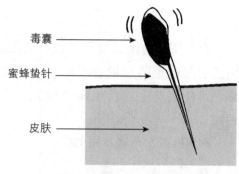

蜜蜂和马蜂很容易被明亮的色彩、芬芳的香水以及一切甜的东西所吸引。当您在野外享用蛋糕、果酱、果汁以及其他甜味饮料时，一定要小心。

不要用手指拔出蜜蜂蜇针，这样会将更多的毒液从毒囊中挤入皮肤内。

不要给孩子深色瓶子或是利乐包装盒的饮料，因为孩子无法辨识在瓶子里、纸盒或是瓶嘴上是否有蜜蜂或马蜂。细长的吸管可以避免蜜蜂或马蜂在喝水时进入嘴里。

您应尽可能地让孩子远离熟透的水果、垃圾篓和垃圾箱。

恐怖的大黄蜂

大黄蜂不像蜜蜂、尤其是马蜂那样具有攻击性。大黄蜂的蜇伤中所含的毒液要少于马蜂的蜇伤，并且也没有马蜂的蜇伤危险。忘记那些关于大黄蜂蜇伤人畜后，会引起致命后果的恐怖故事和无稽之谈吧。不过，大黄蜂的蜇伤确实要比蜜蜂和马蜂的蜇伤疼一些。然而还有个好消息：大黄蜂对甜食并不感兴趣。它们猎取的是马蜂，而不是蛋糕！

家庭常备药和顺势疗法

对于蜜蜂和马蜂的蜇伤治疗有很多家庭常备药值得推荐。接下来我就介绍一些确实有效的方法，您当然也可以将这些方法结合起来使用。

如果是唇部蜇伤、或者对昆虫叮咬有过敏反应，就应该呼叫急救车。在此类情况下，您可以同时采用以下措施。

真空吸管器

利用一个小小的真空吸管就可以将大约 1/2 的毒素从蜇伤伤口中吸出来。如果蜇伤后迅速使用这个比圆珠笔稍大一点的小器械，是一个非常有效的方法。您可以在野外或户外探险专营店里买到这种被称为蛇毒吸出器的真空吸管器，或是登陆网站 www.kindersicherheit.com 购买。

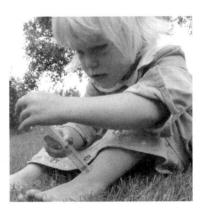

被蜇伤后尽快将毒液从伤口中吸出——最好是利用真空吸管器。

这里还有很多更简单和价格便宜的方法：

自制毒液吸出器

您自己就可以很简单的做一个毒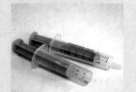液吸出器。所需的全部材料不过是一个注射器，您在每一个医生诊所里都可以免费获得。最好选取中等大小容积为 10 毫升的注射器。用锋利的刀将注射器的前端平整地削去，然后用砂纸将切口磨光滑。

冷敷

用冷敷包或是冰块敷在蜇伤处。冷却可以让毛细血管收缩，阻止肿胀的形成。

洋葱

将洋葱切开后，用它的切面置于蜇伤处——一个古老的偏方，但是确实有帮助。我知道一个幼儿园，教师夏天带着孩子们去游戏场时总是会带着一个切开的洋葱。现在，他们学了很多昆虫蜇伤的顺势疗法经验，因此用一些顺势疗法的药丸取代了洋葱。

顺势疗法

根据我的经验，顺势疗法是治疗昆虫蜇伤最有效的措施。"以毒攻毒"这一理论基础在蜜蜂（Apis mellifica）疗法里得到了最好的应用。

Apis mellifica 是蜜蜂的拉丁文名称，这种疗法就以此命名，以下我们将其简称为蜜蜂疗法。例如，顺势疗法的药剂为 C30 稀释程度时，不再含有毒分子成分。在运用蜜蜂疗法时，也不会产生任何过敏症状。为什么顺势疗法会起作用，您在《用顺势疗法进行急救》这一章中（参见第 227 页及其以下）会有所了解。

蜜蜂疗法见效特别迅速。被蜇后尽快服用一颗蜜蜂药丸，疼痛马上就会减轻，并且只会出现程度很轻的肿胀，甚至完全不会肿胀。有报道说，蜜蜂疗法对于唇部和咽喉部的蜇伤也能够迅速起效。蜜蜂药丸属于家庭常备药，夏天在户外活动时应将其随时携带。在药店里买个小玻璃管瓶子装几颗蜜蜂药丸，这样就可以随身携带了。

服用剂量：蜇伤后立即服用一次剂量（3 颗药丸）的蜜蜂药丸 C30。一般情况下不必再次服用。只有在唇部和咽喉部被蜇伤后，可能需要每 5 分钟服用一次。

唇部和咽喉部被蜜蜂和马蜂的蜇伤

经验表明，这种紧急情况极少出现。如果被蜜蜂或马蜂蜇到嘴部确实非常危险，因为黏膜会迅速肿胀，进而造成窒息的危险。因此在这种情况下必须尽快呼叫急救。为了在现场抢救病人，急救车内应带有全部的药物和救护工具，这就是最快速的救助方式。请您不要在惊慌之中自己开车送孩子去医院，这样可能会出车祸，或是您去的那家医院没有足够的能力救治孩子。

蚊子叮咬

Combudoron© 凝胶治疗蚊子叮咬十分有效，它还能治疗烫伤。

9.2 被蜱虫叮咬后怎么办?

蜱 虫

预防蜱虫传染疾病的最好方法就是迅速去除这位不请自来的客人，不要等到第二天去看医生时才这么做。自己可以很容易地去除蜱虫。

去除蜱虫

去除蜱虫最好是使用蜱虫卡。新式的卡片都是透明的，而且上面附带有一个放大镜。在去除较小的蜱虫时，蜱虫卡比蜱虫钳有着绝对的优势：蜱虫卡可以紧贴皮肤移动，直到蜱虫被卡在开口形的卡槽内。然后抬起卡片，蜱虫就被摘除了，轻而易举! 蜱虫卡为信用卡形状，比镊子、蜱虫钳等更便于携带。尽快去除蜱虫是非常重要的! 如果您手头没有蜱虫卡，用蜱虫钳、镊子、指甲刀或是坚固一点的大头针也能将蜱虫去除。将皮肤绷紧，然后就像取出一个小碎片一样，移除这个叮人的小东西。

被叮咬的部位要及时消毒。

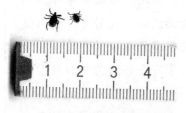

一只"饥饿的"蜱虫的大小。一只吸饱了血的蜱虫要比原来大好几倍。

有时在叮咬的伤口内会留有一个小黑点，这是蜱虫的口器，通常是无害的。如果蜱虫的头部存留在伤口上了，一般情况下是不要紧的，最多几天后它就会自动脱落。如果被叮咬的伤口感染了，您可以将绷带上涂抹商品名为 Betaisodona 的软膏（一种含碘的消炎药）后包扎伤口，并及时就医。

您绝对不能做的事

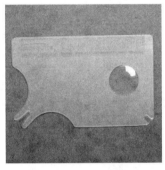

摘除蜱虫：越快越好，最简单的方法是用蜱虫卡。

也许您知道一些"家庭土法"——例如用胶水、油或是洗甲水涂抹在蜱虫上，甚至是将其灼烧。千万不要这样做，因为蜱虫会通过这些方法死掉，而在它垂死挣扎的数小时内，会把肠容物吐入伤口，导致病原体的传播。即使蜱虫看起来已经足够大了，也不要用手指去摘除。因为这样会将蜱虫碾碎，使得其躯体中含有病原体的体液直接通过叮咬伤口进入体内。

在蜱虫上既不要涂胶水，也不要抹油，更不要涂洗甲水。

仔细查找

野外活动后，您应该检查孩子（和自己）身上是否有蜱虫。这种小吸血鬼非常喜欢附着在特别温暖、皮肤较薄的身体部位上。特别是人的腹股沟、膝盖窝、腋窝、脖子和头皮这些地方。
您最好让孩子赤身坐在椅子或桌子上，仔细检查其皮肤，尤其是
身体的皱褶部位。注意：蜱虫非常小，很难被发现，但在宿主
（就是蜱虫所寄居的人或动物）身上能达到它本身原始大小的两
百倍。

如果孩子感到瘙痒，就应该检查是否有蜱虫存在。

预防蜱虫

穿上长袖上衣、长裤以及系紧的鞋子，都会让蜱虫难以附着
在人身上。抹上一些预防蚊虫叮咬的香精油或乳液也能提供一定
程度的防护。但是请您注意，随着时间的推移香料会逐渐挥发。

危险的地方

蜱虫喜欢温暖湿润的地方，栖息在老鼠、刺猬、鸟类、马鹿
和狍子等宿主身上停留。

灌木、森林边缘和篙草丛生的林中空地，都是蜱虫理想的栖
息地。它们也喜欢潜伏在路边的草丛或草状植物上守候受害者。
甚至在花园里，或是家里宠物的身上都能找到它们。

蜱虫不仅仅生存在树林中

有人声称，蜱虫会从树上落下来，但这不是事实。为了寄宿到一个宿主身上，蜱虫需要一个"身体接触"，哪怕只是一瞬间。在如此短的时间内，它们就能从植物转移到宿主身上，就像被蹭下来的。

另外：蜱虫有时不得不等上很长时间才能遇到它的受害者——它可以在不进食的情况下存活数年。

通过蜱虫叮咬传播的疾病：莱姆病和森林脑炎

通过蜱虫叮咬会传播两种不同类型的疾病：细菌性莱姆病和经病毒感染的森林脑炎（夏季脑炎）。

两种疾病的传播者都是硬蜱：俗称箆子蜱。它在接近地面的草根、杂草或者低矮灌木等地方四处爬行，在那里伺机寻找受害者。宠物（防骚和防蜱项圈可以预防）、老鼠、鼩鼱、鸟类、鹿和刺猬身上也会带有蜱虫。

莱姆病

在 1975 年美国东部的康涅狄格州的莱姆地区，首次对这种病进行了命名，即莱姆病。但这种疾病并非是全新出现的，其症状早在上个世纪就有记载。莱姆病的病原体为疏螺旋体，一种非常特殊的细菌种属。

感染：莱姆病比森林脑炎出现得更加频繁，但不是每一只蜱虫都传播这种疾病。病菌生存在蜱虫的肠子中部，因此病原体不会像森林脑炎的病原体一样在蜱虫叮咬后马上传染。一般来说，病原体会在大约 24 小时后随着蜱虫的排泄物进入人体内。因此，预防感染的最佳措施就是尽快去除蜱虫！

莱姆病是最常见的蜱虫传播病，在世界范围内都有发现。

症状：从蜱虫叮咬到首次出现病症，中间会间隔 2～30 天的时间。在一半以上的病例中，蜱虫叮咬处都会出现一块手掌大小的皮肤红斑。非常典型的是，肿胀的红斑颜色会逐渐向中心变淡，并以叮咬处为中心向外肿起，这样就形成了一个红色的圆环。不过也可能皮肤不会发红。之后就会出现类似于流感的不适，并伴随有发烧和关节疼痛。感染后期会出现关节病变（关节炎）以及心肌炎和脸部、眼部周围的神经麻痹症状。

治疗方法：目前还没有针对这种疾病的免疫疫苗，但疫苗已经在试验中。由于莱姆病属于细菌性感染，所以也能使用抗生素进行比较成功地治疗。越早治疗，达到的效果越好。

我个人的顺势疗法实践经验表明：抗生素并不是总能达到满意的疗效，因为要么是其使用周期过短（少于 4 周），要么就是不能将所有的病原体都杀死。顺势疗法和其他补充疗法相结合通常能将这种疏螺旋体引发的疾病完全治愈。

第一个征兆：皮肤上出现一块手掌大小的红斑。

森林脑炎（初夏脑炎）

森林脑炎是脑膜感染，也可能是大脑感染。这种疾病通常出现在每年的 4～9 月之间，由森林脑炎病毒感染引起。

　　分布：森林脑炎只出现在特定的地区：在德国主要是巴伐利亚森林、黑森林、博登湖区域和多瑙河低地流域；在奥地利则是多瑙河沿岸地区、施蒂利亚州和克恩腾州（在高地区域不会出现这种疾病）。

　　感染：在上述有蜱虫的地区大约有 1/25 ~ 1/10000 的蜱虫携带森林脑炎病毒。而感染病毒的人只有 1/3 会得森林脑炎。也就是说，在被蜱虫叮咬后感染森林脑炎的风险比例是 1 ∶ 75 ~ 1 ∶ 30 000。

　　与莱姆病不同，森林脑炎的病原体存在于蜱虫的唾液腺中，而不是在肠道壁上。病毒会随着叮咬马上感染，比莱姆病感染得要迅速。

森林脑炎感染过程分为两个阶段；它的病理症状类似于流感。

　　症状：森林脑炎的症状并不特别。感染过程分为两个阶段。

　　蜱虫叮咬后的潜伏期在 3 ~ 28 天（大多数情况下只有 3 ~ 7 天）之间。在接下来的 2 ~ 4 天内就会出现类似流感的症状，如发烧、关节疼痛和头痛。有时候在这个阶段也不会出现任何典型的疾病症状。超过 90% 的感染病例在这个阶段就已经自愈了，只有大约 10% 的感染会在疼痛消失后的 3 ~ 8 天内进入第二阶段。

　　这时，病人体温又回升到 40℃ 左右，并出现严重的头痛和关节痛；脑膜、中枢神经系统和脑髓都会或多或少地受到严重影响。1% ~ 2% 的病人会死亡。

预防接种：与莱姆病不同，可对森林脑炎采取主动免疫或被动免疫。尤其是被动免疫，它可以在被蜱虫叮咬后再接种。可以预防大约 4 周的主动接种，总是处于各种舆论的风口浪尖上。不建议对儿童进行主动免疫接种，原因是可能会出现的过敏性反应，以及已经出现过的几起由于接种引发的脑膜炎和严重中风事件，而且也只有 2/3 的接种者能获得预防保护效果。

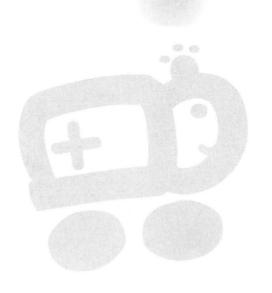

第十章

腹

痛

孩子经常会腹痛，或是首先感觉腹痛，这是因为他们常常把其他地方的疼痛转移到肚子上来。孩子越小，说清楚疼痛的具体部位就越困难。头上的一个肿包或者是手上的马蜂蜇伤，心理上的问题或者来自学校的压力都可能导致腹痛。在这种情况下，通常一个热水袋或是父母的关怀就能帮助到孩子。

没有什么万能的方法可以区分无危险和有危险的腹痛。注意观察您的孩子，对本章中所描述的症状要引起重视。

10.1 急性腹痛的病因

就像前面谈到的那样，腹痛可能有多种病因；接下来我们将会描述一些急性病例，在这些情况下必须马上进行救治。

盲肠炎

盲肠炎并不是盲肠发炎，而是其附属阑尾的炎症。阑尾有铅笔粗细，大约 2cm ~ 10cm 长，附属在盲肠上生长的管状器官。大肠的开始段被称作盲肠。

因此准确地说，我们在谈论的是阑尾发炎。专业概念也应该为阑尾炎（德语 Appendizitis，词尾"itis"总是表示"发炎"的意思）。

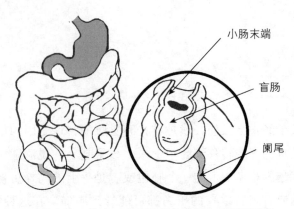

小肠末端

盲肠

阑尾

所谓的盲肠炎其实是附属生长在盲肠上的阑尾发炎

盲肠炎的巨大危险在于阑尾穿孔。如果阑尾穿孔后，肠内容物就会进入腹腔，引发危及生命的炎症。只有立即手术才能避免危险穿孔的发生。

如何辨识盲肠炎?

要识别盲肠炎是件很困难的事情，就算是儿科医生也不能每次都轻松地判别出。

以下的症状仅仅是一些依据，如果出现了这些症状，您一定要去看病了。必要时，您应该立刻去医院，因为医院的检查条件更好，而且在必需的情况下可以马上动手术。

盲肠炎的典型症状:

➤ **右下腹疼痛**：特别是在肚脐和右髋骨假想连线的中间部位，按压后会产生疼痛。非常典型的还有所谓的反跳疼痛，即先慢慢地按压腹部后快速松开时产生的疼痛。

➤ **体温差异**：发烧或体温升高，但是直肠测量的体温（在肛门内）和口腔测量的体温（参见第 219 页）会相差超过一度。

➤ **右腿弯曲**：在仰卧位弯曲右腿时，右下腹会有疼痛，这也表明阑尾发炎了。原因是在盲肠附近有一块控制大腿弯曲的肌肉。

➤ **便秘**：便秘常常伴随着盲肠炎同时出现。这个伴随症状对医生来说是一个重要的提示。

肠套叠

肠的翻转（即所谓的套叠）几乎只发生于婴幼儿时期。发生肠套叠的时候，小肠的一部分翻入了临近的肠道内。这会发展成十分危险的肠梗阻。在这个时候，请您带孩子到设有儿科的医院就诊，在那里可以借助超声波进行诊断，并且在必要情况下能够立即进行手术。

如何辨识肠套叠？

确定的症状是突发性的剧烈疼痛，它会促使孩子大声哭闹。最后可能还会出现呕吐症状。尽管肠套叠仍然存在，但腹痛会让人忽视其潜在的危险。

腹绞痛

腹绞痛是一种无害的、但又是非常痛苦的腹痛形式。这种腹痛是突然或逐渐变强出现在肚脐周围的剧烈疼痛。孩子会蜷曲身子，寻找一个舒适的姿势。疼痛会在一段时间后自然消失，一般

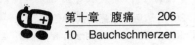
不会超过一个小时。腹绞痛的一个表现就是会反复出现。带孩子去医院检查一下，以排除是其他病症的可能性。

腹绞痛很多情况下是由学校和家庭的双重压力引起的。一次腹部按摩、一条温暖的毯子、一个热水袋以及对孩子的细心呵护都能减轻疼痛。

急腹症

这个概念用来表述腹部危险疾患及其症状。急腹症患儿必须马上接受医生治疗。综合性医院的诊疗手段要优于私人诊所。

急腹症必须经诊所医生或在医院进行检查

当您发现了以下病症，必须听从医生的指导：

➤ **腹壁发硬**：整个腹部或腹部某个区域的腹部肌肉紧绷或者完全僵硬。这是腹部出现炎症的一个症状。重要提示：请不要将腹部肌肉疼痛与腹部发硬相混淆。

➤ **突发性的剧烈腹痛**：所有痉挛性的（如果儿童可以如此表达的话）剧烈疼痛都是值得怀疑的。

➤ **持续的剧烈腹痛**：如果之前认为无害的腹痛持续了 2 ~ 3 个小时仍未减弱，就要引起您的关注了。

➤ **事故之后出现腹痛**：脏器很可能会在事故中受到伤害。内出血的危险性较大，必须及时确定病情（参见第 98 页）。因为慢性出血一般是在数个小时后才出现，所以就像头部受伤时的情况一样，必须在医院观察 24 小时。

舒适的体位

应该让腹痛的孩子舒适地躺下来，腿部内收可以使腹壁放松。孩子仰卧时，在他的腿下放一个枕头或是一条毯子。

不要服用止痛药

无论是孩子还是成年人，在任何情况下都不能尝试服用止痛药来缓解腹痛。如果服药后疼痛消失，医生就很难做出正确的诊断，而忽略十分危险的疾病。

什么情况下使用热水袋是危险的？

在腹部有炎症（如盲肠炎）或是受伤时，千万不要从外部进行加热保温。热量会促使血液循环加快，从而导致炎症或出血情况加剧。

进食和饮水

如果怀疑孩子得了严重的腹部疾病，就不应该再让他吃东西或者喝水，这是因为如果要施行必要的手术，可以提前保持一个空腹的状态。

当然，一般性的腹痛症状可以通过喝茶得到缓解：香蜂草茶有镇定功效，婴儿喝茴香茶可以缓解绞痛，肠胃发炎时则可以喝一些薄荷茶。

腹痛与咽喉炎有什么关联?

当孩子抱怨肚子疼时,儿科医生或者有经验的母亲总是会查看孩子的咽喉。因为咽喉部的淋巴结会因咽喉发炎而肿大,而腹部的淋巴结也会作出相同的反应。咽扁桃体和腭扁桃体含有丰富的淋巴组织。阑尾(盲肠)同样也含有丰富的淋巴组织,因此也是免疫系统的一部分。以前,人们常常喜欢在做其他腹部手术时将阑尾顺便切除掉。但是由于孩子在切除阑尾后身体抵抗力变弱更容易引起扁桃体发炎,所以现在人们只在必要时才切除掉阑尾。

儿童腹痛的几个原因

➤ 肠胃感染
➤ 尿道感染
➤ 盲肠炎
➤ 肠套叠
➤ 咽喉炎
➤ 中毒
➤ 吞入异物
➤ 受伤
➤ 精神压力

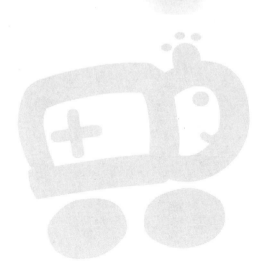

第十一章

眼部受伤

相对来说，严重的眼部伤害较少发生在儿童身上。一般情况都是异物进入眼睛，而且很容易被冲洗出去。但是孩子极易在打闹或是踢足球时造成眼部瘀青，然而幸运的是，很少会发生比较危险的眼睛受伤情况。

11.1　眼中异物

灰尘颗粒、睫毛、沙粒或是小昆虫都属于在儿童玩耍时极易进入他们眼睛的东西。

怎样清除眼中的异物？

如果用下面的方法不能除去眼中的异物，您就一定要带孩子去看眼科医生了。在您去医院之前（在门诊时间之外），请最好事先通过电话确定一下，这所医院是否有眼科。

利用手帕

当异物位于眼球的眼白部位，您可以尝试用一条干净手帕的一角，先将它沾湿，然后再小心谨慎地将异物擦除。应由外眼角向鼻子的方向擦拭。

冲洗眼睛

当异物进入眼睛时，眼睛就会产生泪液冲走异物。您可以通过用水冲洗孩子的眼睛加强这个冲洗作用，这种方法对于清除眼中的沙子特别有效。有时冲洗也不能清除异物，在这种情况下不允许用手揉擦眼睛，因为这样做会让异物刮伤眼球。因此，请您先将孩子的双眼包扎起来，再去看眼科医生。

下眼睑内异物

如果您看不到进入眼睛中的异物，请轻轻地将孩子的下眼睑向下扒开，同时让孩子向上看。如果您发现了异物，就尝试将其小心地移向内眼角。

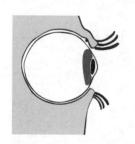 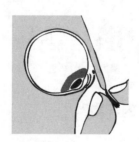

当异物位于上眼睑内时，可以借助睫毛将其擦出来。

上眼睑内异物

如果异物位于上眼睑内，小心地将紧挨睫毛的上眼睑向前拉。孩子闭眼时，将上眼睑拉到紧贴下眼睑的上方。当松开上眼睑后，下眼睑的睫毛就能将异物擦除了。

毛刺或是尖锐的东西

如果有毛刺或其他尖锐的东西进入眼睛中，一定要去看眼科医生。

始终要包扎双眼！

为了在此期间避免眼角膜被擦伤，请您一定要包扎好孩子的眼睛。非常重要的一点是：要包扎孩子的双眼，因为当一只眼睛睁开时会四处乱看，那么受伤的那只眼睛也会跟着活动。

11.2　眼部伤害

对于眼部伤害一定要小心谨慎地进行处理，以便确认眼睛内部是否也受到了损伤。

眼部瘀青

眼部瘀青是很常见的眼部伤害，通常是由击打或因球碰撞眼睛引起的。这里是指眼眶周围的组织受到的挫伤。通常瘀青会很快形成，原因是该区域组织的血管十分密集，而外部只有很薄的皮层作为保护。因此，眼周边血肿的颜色看起来也要比其他身体部位的要深很多。

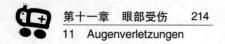

　　眼睛周围布满有许多神经，因此这里发生瘀肿也会非常疼痛。

　　最好用一块湿凉的毛巾将瘀肿的眼睛敷起来（将冰块包在毛巾里或是塑料袋里后再使用）。冰块绝对不能直接放在眼睛上，因为这样可能导致冻伤。如果出现了视力障碍，并且持续多个小时未消失，请就医治疗。同样，如果疼痛十分剧烈或是出现流血情况，也应该去看医生。

眼部灼伤

　　如果腐蚀性液体（酸或碱液）进入眼睛，必须马上用水冲洗。冲洗过程至少要持续 20 分钟，尽量将腐蚀性液体稀释或冲洗干净。如果可能的话，应该使用温水，因为太冷的水可能会引起眼睑痉挛。在冲洗时必须保护好另一只眼睛。

　　注意：在就医前将受到腐蚀的眼睛清洗干净。

第十二章

儿童发烧

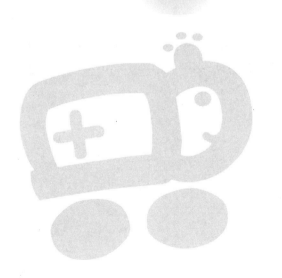

发烧这个主题其实并不直接属于急救范畴，但是在过去很多急救课程中的经验表明，许多父母在日常生活中对于儿童发烧表现出极大的不安和害怕。这种害怕丝毫没有缘由，而是一种源于早期对传染病或产褥热这类致人殒命的众多疾病的后遗症。相比而言，现在幼儿期的传染病和其他疾病危害已经没有过去那么严重了，这是每个医生或儿科医生的共识。

12.1　发烧时的注意事项

发烧本身不是疾病，而是身体对病原体的一种必要反应。

体温升高会提高免疫系统的效率，这是免疫系统对抗细菌和病毒的一个必要前提条件。对免疫系统而言，最佳的身体温度应在39℃~40℃之间（最佳的身体温度是指免疫系统发挥最大作用时的体温）。我们常常看到在服用了例如退烧胶囊之类的退烧药后，患儿体温会在短时间内降低，但很快又重新恢复到最高点。在这种情况下，退烧对身体来说是一种负担，因为免疫系统为了达到最佳的身体温度必须再次调节体温，白白消耗了许多能量。

对免疫系统而言最佳的身体温度在39℃~40℃之间

发烧也是健康的吗？

如果孩子在短时间内发高烧（同时很快恢复了健康），则说明他拥有一个反应活跃的健康的免疫系统。如果体温缓慢升高，两天之后仍然没有超过39℃，这说明孩子的抵抗力不足。现如今甚至有一些治疗手段，会人为地促使人体发烧，来治疗一些特定的慢性病，包括癌症。通过这些关联，有推论说，那些常年不发烧的人比那些经常发烧的人更容易患癌症。

治疗发烧的目的并不是不惜一切代价退烧

体温测量值

测量直肠温度，即肛门内的温度，是最准确的体温测量方法，因为在此测得的温度与体内的真正温度最接近。下面所有体温值均采用该测量方法。直肠温度的测量时间需1~2分钟。

在腋窝处测得的体温必须加上0.5℃才比较准确。腋窝温度的测量时间为5分钟。

> 耳部温度的测量并不是很准确，所以不建议购买相应的温度测量计。

人体温度	
36.2℃~37.5℃	正常体温
37.5℃~37.9℃	偏高体温
38℃以上	发烧

正确的测量体温

对于儿童来说，测量体温最好选择在肛门内。孩子双腿蜷曲侧卧，当温度计插入肛门时，会让孩子感到舒适一些。婴儿和幼儿应平躺，您用一只手轻轻提起孩子的脚踝，另一只手将温度计插入孩子的肛门内。

发烧的体温限度

对于发烧时体温的上限到底是多少这个问题，不能一概而论。体温的高低也并不能反映出病情的严重程度。一个发烧40℃但仍然能玩娃娃和积木的孩子，比一个发烧38.5℃却无精打采躺在床上的孩子要健康得多。人们可以遵循如下的原则：

发烧超过40.5℃的孩子和发烧超过38℃的新生儿必须就诊治疗

体温超过40.5℃的孩子和体温超过38℃的新生儿必须去看儿科医生。医生将会仔细检查患儿是否有脑膜炎、肺炎或者肾炎等严重疾病。

发烧的过程

发烧时的发热曲线分为三个阶段：温度升高，持续高温，温度下降。人体升温时常常伴有打冷颤：肌肉的颤动会产生额外的热量。脚和小腿冰凉是人体发热升温时的典型症状。在这个阶段，千万不能湿敷小腿来退烧！

可通过冰凉的脚和小腿来识别发热升温阶段

当体温不再升高或者退烧的时候，脚和小腿会重新变暖。现在您可以湿敷患儿小腿或冷水擦洗患儿身体，以达到散热的目的。

发烧的危险

如果孩子的体温（在几小时内）上升得很迅速，对温度敏感型的孩子可能会有发热痉挛的危险（参见第223页）。

当孩子发烧时体温超过40℃，皮肤冰凉，或者身体状况非常糟糕的时候，您应立即带其就医治疗。同样出生不足6个月的婴儿发烧时，也必须由儿科医生进行诊治。

补充水分

发烧时补充水分非常重要，因为体温升高会加速体内水分的蒸发，只有摄入更多液体才能保持体液平衡。水、稀释的果汁、汤和草药茶都能为孩子提供足够的水分。一定要避免孩子在发烧时出现脱水状态。

进食

很少有正在发烧的孩子想吃东西。不必担心，患儿二三天内（通常情况下发烧持续的时间）什么都不想吃是不会饿坏的。发烧期间人体的消化功能会变弱，因为消化过程需要大量能量，而这部分能量正是发烧时抗御疾病所必需的。进食固态食物更容易给身体器官造成负担，因此在发烧时不能给予。此外，牛奶同样属于这类食物，发烧时也不可饮用。如果孩子要求吃固态食物，您最好给他一些水果、面包片或者蔬菜汁等易消化的食物。

孩子在发烧时没有饥饿感是一种正常现象

卧床休息

卧床休息有助于患儿恢复健康，特别是对于流感或其他儿童疾病的恢复很重要。在如今这个忙碌的社会，根本不允许我们成年人在生病后如此真正享受一次，我们自己也经常忽视生病后的卧床休息。请您对您的孩子宽容一些，让他们能够在生病时安心静养。耐心、亲切地照顾对孩子来说也是一个经历。过去，我们的祖母和母亲没有任何条件的将这个道理记于心上，为此也花费了大量时间。当然，或许是因为在她们那个时代，"化学"还不像如今这么泛滥。

12.2　退烧方法

请您远离所有的化学退烧药物，因为这些药物不能治愈疾病，只不过是延缓了病情的发展。如果一个感染被退烧药或抗生素轻易地抑制住了，那么就可以确定，这种病将会在几个星期之后以同样的或者其他的方式再次发作，或者孩子会持续不断地患病。您自己可能对于这种情况也有体会：如果在患上发热性感染或者流感时没有刻意使用退烧药物，病愈后您会感觉比以前健康了。

正确湿敷小腿

当患儿的体温达到39℃以上并且小腿和脚都是热的，就可以使用湿敷小腿的方法了。先用温水（不是冰凉的水）浸泡棉布或者亚麻布后拧干，然后用布将整个小腿包裹起来。为了更好地固定小腿包裹物，可以在湿布外面再围上一层围巾或者薄棉布。

当腿和小腿冰凉时，不要湿敷小腿。

当脚和小腿冰凉时，不能湿敷小腿来降温。这时可以考虑擦洗或者盆浴（水温一般比测量的体温低几度）降温。

擦洗降温

先用温水浸泡毛巾，然后拧到不再有水滴下。用毛巾将孩子从身体两边向中央擦拭，即从手到肩，从脚到腹股沟，最后是身体躯干部分快速擦拭。整个过程持续不要超过一分钟。紧接着，在身体上的水分干燥之前，迅速给孩子穿上睡衣并盖上被子。如果孩子觉得擦拭的效果非常舒适，下次他们会主动要求这么做。

擦拭身体会让人觉得很舒适，但是动作要快。

12.3　发热痉挛

快速的体温升高会导致发热痉挛，但这种症状只出现于幼儿身上，因为 8 个月~4 岁的幼儿大脑对于痉挛发作尤其敏感。体温升高得越迅速，发生痉挛的可能性也就越大。发热痉挛的决定性因素并不是发烧时的温度有多高，而是取决于体温上升的速度。因此，当孩子开始发烧的时候，痉挛可能就已经发作了。同样，在高烧时体温的波动也会引发痉挛。所以您应该让孩子尽可能地保温，但要穿着透气性好的衣物，避免体温在上下极限值之间变动。

发热痉挛的诱因并非发烧时的高温，而是体温的急速上升。

发热痉挛并不危险，即使孩子短时间内停止了呼吸，也会很快重新自己恢复呼吸顺畅。由大脑呼吸中枢发出的呼吸刺激，对

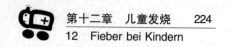

于儿童的影响效果特别强烈，甚至能缓解呼吸肌的痉挛现象。

发热痉挛实际上并没有看起来那么严重

儿童在痉挛时会丧失知觉，同时也可能会导致全身抽搐和痉挛。孩子经常还会出现全身僵直，咽喉和口中发出怪声，面部变形以及翻白眼等其他伴随症状。通常看到这些状况后，父母都会十分恐慌。但是我想在这里再次重申，发热痉挛只是看上去很严重，但实际情况并非如此。

发热痉挛与癫痫或者痉挛发作没有任何关联。

您能做些什么？

发热痉挛会持续十几秒到几分钟，极少数情况下会持续15分钟。晃动患儿身体，用毛巾冷敷或者其他类似方法都不能缓解痉挛。基本原则是，您应保护孩子不会受到伤害（例如撞到棱角和尖锐的尖角上），也不能用力固定孩子的身体。无论在任何情况下，您都应该留在孩子身边，观察其呼吸状况。

初次出现发热痉挛症状应通知急救中心

如果儿童初次发作发热痉挛，应立刻打电话求助于急救中心。一条不成文的规定，无论发生何种形式的昏迷都应立即通知急救中心。根据以往的经验，当急救人员到达现场后，90% 以上

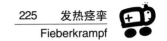

的发热痉挛症状已经缓解消除了。

痉挛反复发作的顺势治疗方法

如果发热痉挛反复发作，应与医生或治疗师商讨合适的治疗方案。传统顺势治疗方法能够有效降低发烧时发生痉挛的几率。

第十三章

用顺势疗法进行急救

也许你会问，顺势疗法与急救有什么关系呢？乍一看确实很难看出两者之间的联系，毕竟顺势疗法主要用于慢性疾病的治疗。而急救却是要求在突发情况下，快速、准确地进行治疗。

病情越紧急，治疗效应越迅速。

经验表明：如果顺势疗法使用得恰当，也会在短时间内发挥疗效。顺势疗法的使用中有一项原则：病情越紧急，顺势疗法的疗效作用发挥得就越快。紧急情况下顺势疗法的治疗效果是令人惊叹的。我在以前的急救工作中采用顺势疗法为很多病人减轻了伤痛，让他们当时的状况大为好转。大多数情况下病人完全没有察觉或者意识到服用了顺势疗法药剂，当然这也正是我想要达到的目的。我不希望看到病人的病情是因为个人臆想或者猜测而发生的变化。没有先入为主的病人的反应对于我来说是最重要的。每个医师都知道，对药物的信任经常会对病人造成某种程度的影响。印第安人的萨满祭司，创伤外科医生或者顺势疗法医生都受益于病人对药物的潜意识信任。因此，强调人们必须相信顺势疗法是错误的。如果

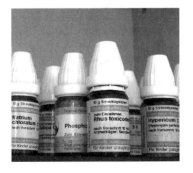

出现了这种主张，是因为人们缺乏以下的认识。

13.1　顺势疗法简介

顺势疗法遵循着特定的定律和规则。如果这些得到重视，顺势疗法会起到快速、平缓而且安全的治疗效果，尤其是没有副作用。如果选择了错误的治疗方法，当然也会有副作用。如果您愿意，请您花一些时间，通过下面地介绍了解一下顺势疗法的发展、重要原则以及作用机制。

顺势疗法的起源

顺势疗法和它的创始人——萨穆埃尔·哈尼曼医生有着十分密切的联系。哈尼曼1755年出生于德国的迈森，父亲是一个瓷器绘画工匠。他在大学里学的是医学，并不是那些非传统的治疗方法，即当时十分流行的放血疗法、腹泻疗法，服用含汞和砷的软膏疗法以及其他十分激进的治疗方法。由于他通晓六门语言，所以平时依靠做翻译赚取他的生活费用。有一次当哈尼曼将一本英文药理学书籍翻译成德文时，对文中所描述的金鸡纳树皮（奎宁）的作用产生了怀疑，于是亲自做了一次实验：

“为了实验，我连续几天都服用金鸡纳，每天两次，每次少量。首先我感觉脚和手指尖冰凉，接着感到疲倦，昏昏欲睡。然后心怦怦地跳动，脉搏快速、有力。之后是难以忍受的颤抖，一种战栗（但并不是寒战），四肢不适。最后是太阳穴剧烈跳动，面部潮红、口渴，短时间内所有间歇热的症状相继出现，但再也没有出现之前的寒热颤抖。这种状况每次会持续 2～3 个小时，并随着我服用金鸡纳反复出现，除此之外就没什么了。"

哈尼曼在自己身上实验所感觉得到的正是疟疾的发病症状。这些疾病状况是由金鸡纳引起的，而金鸡纳在当时以及现在都是治疗疟疾的主要药物。当哈尼曼同样因为服用其他植物而中毒时，证实了源自大自然的顺势疗法的最基本原理：为了治好某种疾病，人们可以选择一种能够在健康人身上激发相似疾病症状的药物来进行治疗。

顺势疗法的基本原则：相似治疗相似。

因此，治疗腹泻可采用会导致腹泻的药物进行治疗，头痛也可采用那些会引起健康人头痛的药物进行治疗。在顺势疗法中，当失眠时的清醒状态以及精神活跃状态与喝咖啡后所产生的结果类似，可以用咖啡豆治疗顽固性失眠。马蜂或蜜蜂的蜇伤也可以用稀释的蜂毒来缓解。顺势疗法中的相似治愈、相似原理与对抗疗法恰恰相反，对抗疗法采用的是能够引起病情相反症状的药物来进行治疗。

顺势疗法的药物

顺势疗法的原材料通常是动物性、植物性或矿物性的单一物质。哈尼曼如何在创建顺势疗法的初始给予未提纯和稀释的药物，我们还不是非常了解。但是将顺势疗法和"稀释"等同的观点显然是错误的。为了达到治愈效果，中毒或药物试验中必须显现类似的疾病症状。

药物冲淡的程度越深，稀释度越大，它的治疗就越强。

因为根据相似原理，毒性越大（如：砷）的药物同时也是最好的治疗药物，所以哈尼曼开始先给予有毒物质，然后通过晃动或稀释来将其冲淡。通过这种方式，降低药物的毒性，发挥药物的治疗作用。让哈尼曼吃惊的是，通过药物的稀释冲淡，药效会更强更持久。

顺势疗法药物的制造

冲淡原料是为了得到具有顺势疗法作用的药物，其过程有两个步骤：稀释和晃动。只有这两种步骤相互作用才能发挥出药物的治疗效果。

C 程度的稀释是指按比例将一份原材料（如：蜂毒）和 99 份酒精与水的溶液相混合，然后将装有混合液的小瓶子敲击一个坚硬、但有弹性的物体，如此敲击晃动 10 次。从这个混合溶液（C1）中取出一份液体再加入 99 份酒精和水的混合液，然后继续敲击晃动，得到的是标记为 C2 稀释溶液。将上述过程重复 30 次，就会得到 C30 的稀释溶液。冲淡的次数越高，药物的作用就越快越持久。

C 冲淡比，还是 D 冲淡比？

D 冲淡比和 C 冲淡比的药物制造程序是相同的，不同之处仅在于稀释的比例不是 1：99，而是 1：9。在应用中无论 C 冲淡比还是 D 冲淡比都没有区别，真正重要的是稀释的步骤。经验表明，C 冲淡比的药物要比 D 冲淡比的药物疗效稍微明显一些。虽然有一些人持反对意见，但是不同冲淡比在顺势疗法的效果上差异很小。通过实践，我认为 C 和 D 冲淡比的药物几乎是没有区别的，可以相互替代使用，有哪种就用哪种。

可以将 D 冲淡比的药物（如：D30）替代 C 冲淡比的药物（如：C30）使用

D 冲淡比的药物只能在德国买到，这也是德国的发明创造。在其他国家您只能买到 C 冲淡比的药物，D 冲淡比的药物在国外尚未被了解接受。

顺势疗法药物的作用

由于顺势疗法药物的稀释程度很大，而"量越多，效果越好"的设想流传深远，所以时至今日对于顺势疗法仍有很多偏见。但顺势疗法的精髓是信息，它就像写在纸上的信息一样很难使用传统物理测量方法进行检测。如果我给一个物理学家和化学家一张写了字的纸，那么他们给出的不过就是印刷油墨或纸张组成部分的分析结果报告罢了。

选错了的药物不会有任何疗效

只有当一种顺势疗法药物说明与病症相符，且能够治疗疾病，才算是对症下药。顺势疗法的药物有一个信息脉络，即将人的生命力引向"正确的轨道"。不对症的药物是没有疗效的。也就是说，一种顺势疗法的药物只能治愈它在健康情况下可以导致相似症状的疾病。能否治疗疾病的关键在于选择正确的药物，其次才是药物的剂量。

如果重复服用不对症的药物，才会出现副作用或者是意想不到的后果。

健康人体试验

如果您一天3次服用某种药物，如山金车 D12 或者 C30，那么一天或者几天之后您的身体就会出现"山金车综合征"。您将会感觉疲惫不堪，全身乏力。停止服用山金车药后，这些症状随之消失。

每种矿物、植物或者是动物毒素将首先通过上述方法在健康人体上进行试验，然后才能正式用作顺势疗法治疗药物。该类药物实验有着严格的程序，而且要付给志愿者很高的费用。顺势疗法已经完全放弃动物活体实验了。

药物剂量和自我治疗

急救情况下用于自我治疗的常用药物冲淡比是 C30（或者是D30），含服一次的剂量。如果没有特殊注明，以下所提到的药物都是按 C30 冲淡比服用。如果使用其他冲淡比，如 D6 或者 C6，则需重复服用。

> **增强药物疗效的手段不是加大药物剂量，而是反复服用。**

病情越严重，即对人体生命力的干扰越大，服用药物的冲淡比必须越高，或是服用药物的次数必须越多。

反复服药是关键

药物的反复服用次数越多，它的疗效就越大。比起冲淡比高的药物，冲淡比较低、较弱的药物必须频繁服用（例如：一个 D6 或者 D12 的药物，每天要服用 3~5 次）。同样种类 C30 冲淡比的药物在同样情况下只需每天服用一次。它的疗效会很快出现，不会反复服用后才出现。这样有两个很突出的优点：第一点，病情会很快得到缓解；第二点，有无疗效会很快体现出来。一种冲淡比为 C30 的对症的药物，通常会在很短时间内或者最迟在半个小时之后发挥作用。如果您服用了错误的 C30 的药物，那么药物不会产生任何疗效，这个时候您就可以很快的换用另一种新的、有疗效的药物。

药物的剂量没有影响

一个药丸相当于 5 个或 6 个药丸的作用。这个说法听起来很荒诞，但是顺势疗法不是从物质和材料方面起作用，而是从非物质的信息方面发挥作用。用一个简单的对比来说明这个原理：当您阅读报纸上的一篇文章时，文章的字体大小对您而言是无关紧要的。以小字体印刷的文章所透露的信息和以大字体印刷所透露的信息其实是一样的。区别在于，对一篇很难理解的文章，您是阅读一次或是三次。阅读的次数越多，得到的信息也就越多。

家庭自主治疗的局限

自主治疗方法仅限于用在紧急的情况下，而不是处理复杂的病情。所有慢性的或者反复发作的疾病应由顺势疗法治疗师进行医治。即使一些看似很简单的疾病治疗，比如感冒或者咳嗽，对于未接受顺势疗法培训的人来说也是很难的。因为从大量的药物中正确选择一种对症的药物需要相应的训练和知识。

剂量

对于儿童或是成年人而言，在服用剂量上并没有什么差别。1～3粒丸剂（药丸）或2滴为一次服用的剂量。急救中的原则是一次服用。服药方式为口服，服药后15分钟内应尽可能地避免吃东西。

服用药丸或者滴液的数量对于效果而言并不是很重要。这也意味着，如果一个孩子把一整瓶的药一次性服用了，也不会有什么危害。顺势疗法药物的作用是通过药物的反复服用来增强的，而不是通过服用的数量。

理论上来说，作为一次剂量服用1粒药丸就足够了。但是实际经验显示，最好是服用1～3粒或者3～5粒药丸。这样做是出于药物生产过程的原因。药物的冲淡是在液体状态下进行的，在冲淡过程结束后让液态的药物进入干燥的糖球中，即让糖球吸满药液。这种情况下就有可能出现有些药丸没有被液体浸润过，因而就不能发挥治疗作用。为了避免这种"空包弹"现象，应多服用几粒药丸。

重复服用

如果病情有了很快、明显的好转，那么就不应该再重复服用这种药物。在顺势疗法中经常犯的错误就是，很快地重复服用药物。

如果病情一开始好转后又复发，可以再次服用这种药物。重复服用也可以在严重急症发作几分钟后，甚至几个小时后采用。如果重复服用之后病情不见好转，就应该停止再次服用这种药物。

怎样判定病情好转？

采用了顺势疗法后，必须要确定是否产生了疗效。您可以通过危及生命的体征消失或者疼痛变的可以忍受来判断。不安静的病人变安静了，尤其是孩子会很快入睡，虚弱的病人变得有力气了，病人的脸色重新变得有生气了。

13.2　紧急情况下，什么药物可以帮助您？

接下来向您介绍一些在日常紧急情况下可以服用的顺势疗法药物。

山金车——受伤时的万能药

山金车植物属于古老的治疗草药，它生长在山上。高地地区的民间医者经常推荐跌伤时使用山金车。山金车在德语中又被称作"跌伤药"或者"山地健康出租者"。山金车是一种有着许多黄色花瓣的植物，这些花瓣看上去很碎，它们不像春白菊一样生长成一排或是一丛。注意：山金车属于自然保护植物。

山金车是顺势疗法中最著名的药物

山金车也许是顺势疗法中最著名的药物。因为它可使用于各种各样的伤情和事故中，所以它也是最畅销的顺势疗法药物。除了作为顺势疗法的药物之外，山金车也被制作成药水和软膏，涂抹于皮肤的瘀肿和封闭伤口处，疗效十分显著。但是注意：山金车药不能用于治疗开放性创伤，它可能会引起伤口发炎。对开放性创伤的治疗可以使用金盏花药水（参见第 138 页）。

无论是伤口疼痛、瘀肿、骨折或是出血——山金车都能缓解疼痛、止血和让受伤的组织自行恢复。您可以惊喜地观察到，在服用 3 粒药丸（最好是冲淡比为 C30）之后，疼痛变得已经可以忍受了，患儿情绪也稳定下来了。

山金车也能对血管起作用，用来快速消肿和止血。在这方面，可将山金车软膏涂抹在皮肤患处。

头部的跌伤同样可以用山金车药物来进行治疗，这种治疗是不能替代头部细致检查的，但是无论如何对伤势还是有帮助的。

山金车对擦伤、瘀肿、骨折以及头部受伤的治疗有很大的帮助。

在一些没有足够或者缺乏药物的国家，山金车有时是治疗头部受伤的唯一药物。在外科手术或者牙科手术之后，使用山金车也有让人惊讶的作用。在手术后应尽快地服用顺势疗法药物山金车，这有助于减缓伤痛，加快伤口愈合。

土连翘——神经系统的万灵药

土连翘又称金丝桃，可用于分布有神经的人体组织的各种创伤治疗。尤其是在手指、脚趾和脊柱这些分布有大量神经的部位。神经组织受伤会令人十分疼痛。小孩子经常会夹到或挤压到手指，从而深刻体会这种疼痛，这时使用土连翘药物可以起到很好的缓痛作用。土连翘和山金车药物可以同时互补使用，两种药物服用的相隔时间为 10 分钟。同样土连翘也可用于牙科手术之后或者牙齿意外伤害后的治疗。

土连翘可以治疗分布大量神经的身体组织伤害

蜜蜂、昆虫叮咬后的顺势治疗

蜂毒

蜜蜂（拉丁语：Apis mellifica）的毒素经顺势疗法方式加工

后可作为治疗药物，用来治疗蜜蜂和马蜂的蜇伤（参见第 187 页及后续）。

昆虫蜇伤以及其他可用蜂毒治疗伤势症状的特点是，严重肿大并伴有强烈灼痛。冰冷能使症状好转，而温暖会使情况更加严重。只有当符合以上特征时，蜂毒才能起作用。如果叮咬的伤势可以通过热得到好转，就不能使用蜂毒来进行治疗。

最好是在被叮咬后立刻服用药物，在通常情况下只给予一次 3 粒药丸的剂量就足够了。对于比较严重的蜇伤肿大或者黏膜部位的叮咬可重复用药。

杜香

杜香（沼泽杜香或者野迷迭香）同样也是一种治疗昆虫蜇伤的药物，特别是对于牛虻蜇伤和蚊虫叮咬的治疗非常有效果。在顺势疗法中，杜香药物适用于所有类型的蜇伤治疗。对于适用于杜香药物治疗的典型病症特征是：肿胀遇冷好转，遇热则会严重。多数情况下，肿胀会显现不同的颜色——这是蜇伤感染的迹象。

有时儿童身上到处都是蚊虫叮咬的痕迹。当这些叮咬处发痒或者有发炎的趋势时，杜香可以发挥很好的治疗作用。您可以先给孩子服用一个剂量的杜香 C30，然后观察蜇伤症状是否有所好转。如果有好转，那么您就不需要再次让孩子服用药物了。如果又出现了新的蜇伤，可以第二天重新服用药物。

耳痛的顺势疗法

引起耳痛的常见原因一般是咽鼓管（连接口、咽喉和耳朵的通道）的肿胀。尤其是在擤鼻涕时，因为黏膜的肿胀，或者其产生的分泌物阻塞了咽鼓管，都会引起耳痛。如果咽鼓管因阻塞导致空气不流通，可能会引起发炎，最终引发耳部炎症。

耳痛发作有一个很典型的特点，就是常常出现在晚上或深夜，对于治疗极其不利。对于耳痛的治疗您大可以放心使用顺势急救疗法，治疗方法很简便。因为治疗可供选择的药物品种较多，所以需要您作出正确的选择。以下会给出一些最常用到的药物：

颠茄

颠茄和乌头（参看下面文章）一样都属于在耳痛的开始阶段（在第一天或者第二天）进行治疗的药物。病症的典型触发诱因是：儿童在头发潮湿状态下吹了风。

耳痛疾病经常是突然发作，有时会在午睡后出现。贝拉多纳征的恶化时间大约在下午 3 点左右和夜里。孩子可能会疼得在熟睡中喊叫，头和脸潮红，耳和鼓膜也同样潮红。疼痛为间歇性，在耳内部和外部都能感觉到疼痛，且为跳痛，大多数情况下右耳耳痛的几率大于左耳耳痛的几率。需使用颠茄治疗的孩子较敏感，对触碰、震动和光的感觉都十分敏锐。

贝拉多纳征的疼痛主要集中在头部，脚在这种情况下冰凉。如果出现发烧症状，温度一般都会很高，皮肤也感觉十分燥热。

乌头

乌头是毒性最强的植物物种之一。相比其他的顺势疗法药物，它用于特殊急救状况下的紧急治疗。乌头仅用于最初感染阶段的初发疼痛的治疗，主要治疗突然出现的、并伴有发烧症状的严重疼痛。这类疼痛主要出现在夜间，孩子会变得不安、恐惧。疼痛为跳痛并且十分剧烈。孩子会对噪音特别敏感。这类疼痛病发的主要诱因是干燥而寒冷的风。

治疗耳痛的传统方法

点鼻药水

以食盐溶液为基础的鼻药水或者鼻喷剂能够使咽鼓管消肿，它是治疗耳痛的第一选择，因此是家庭药箱的必备药品。

洋葱贴敷

洋葱涂敷对疼痛有着惊人的缓解作用。洋葱的疗效远远超过其他日常偏方。我甚至知道一些医院，它们同样使用这种方法来治疗耳痛。把生洋葱切成小块，再将这些小块洋葱用手帕包起来后固定贴敷于疼痛的耳部。如果孩子觉得贴敷处温暖一些比较舒适，可以将装有洋葱块的小袋先放在热水袋上。芳香精油的疗效仍会很好地发挥作用。

磷酸铁

磷酸铁治疗的病痛和乌头、颠茄所治疗的病痛很近似，区别只是病症发作时面部时而潮红、时而苍白，发烧的温度不是很高，发烧进程也较缓慢，外耳变红，脉动式疼痛。孩子还会听见类似嗡嗡的、蜂鸣的、铃铃的杂音，可能还会有鼻出血症状。在

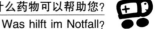

发烧时使用适量的磷酸铁不会产生特别的症状，婴儿长牙时期的耳痛治疗也可适量使用。

白头翁属药物

可用白头翁属药物治疗的耳痛经常发作于儿童擤鼻涕时或受冻后。耳痛主要出现于夜晚，儿童已经在温暖的床上睡熟后。温暖的房间环境会加重疼痛，新鲜的空气能够缓解症状。治疗方法首选降温以及饮用冷饮。但是一般来说，孩子都不会觉得渴。白头翁属类耳痛为跳痛，并且疼痛会转移，耳朵通常呈红色。

需要白头翁属药物进行治疗的孩子会因疼痛而哭诉。孩子很好安抚，而且父母也愿意将孩子抱在怀里进行安慰。慰藉能缓解疼痛。

洋甘菊

洋甘菊是一种特殊的儿童药物，对于出牙疼痛和绞痛都有明显的疗效。处于一种非常容易激动状态的患儿，需要服用洋甘菊药物。患儿承受着令人痛苦的疼痛，表现为极为生气和情绪暴躁。他们有一种"疼痛永远不会消失掉"的感觉，患儿总会要这个要那个，但是当他们得到这些东西后，又会不再想要它们，甚至会很生气地将其乱扔。这时只有把孩子抱在怀里并随时一直陪伴着他，才能对患儿有一定的帮助作用。

受风和通风会加重疼痛，而温暖的环境通常能缓解疼痛。但是也有可能，不论是温暖还是冷的环境，都会加重病症。

蜂毒

蜂毒是由蜜蜂的毒素提炼而成。对症治疗的疼痛是刺痛及灼痛，且鼓膜肿胀、发红。可由蜂毒治疗耳痛的典型特征是，疼痛会通过低温或低温治疗而缓解，而温暖会促使疼痛加剧。

欧白英

经欧白英药物治疗能缓解的耳痛是通过湿冷而诱发的——尤其是在秋天或者夏末时节，昼热夜凉的冷暖交替或者患儿晚上长时间待在室外都易引发该病。欧白英药物也被称作"野营药品"。

疼痛症状在夜晚的时候会变得很严重，经常病发在左耳。

假性格鲁布病（哮吼的德国叫法）的顺势疗法

为了符合假性格鲁布病的发病过程的相似性，共有三种顺势疗法药物按次序通过实践被选了出来。早在一百多年前，这三种药物就按顺序进行了给药治疗，并且以"本宁豪森格鲁布——药粉"广为人知，在每一家药店内均有销售［本宁豪森（Boenning-hausen）是顺势疗法创始人萨穆埃尔·哈尼曼的得意德国学生］。

此类药物的传统给药顺序是：乌头、海绵、硫肝、海绵、硫肝，但是不必要一定要机械地遵守这一次序。例如：如果在服用某种药物后，如乌头，病情出现了明显的好转，那么就没有必要服用后续其他的药物了（关于"假性格鲁布病的急救治疗"参见书中第 56 页及后续）。

乌头

在 90% 的情况下，乌头都是治疗的首选药物。需要使用乌头最明显的特征就是，所有格鲁布病的症状突然极其明显地出现。同时，乌头也是治疗惊吓和恐慌的最好药物。Sturmhut 是乌头的德语名字。如果一个孩子在熟睡中被窒息感惊醒，醒来之后的反应是惊惧不安或极其愤怒。这种情况下，乌头是首选药物。干咳，即无痰的咳嗽，也可用乌头进行治疗。同样，可用乌头治疗的高烧也应该是干燥无汗的。如果有明显出汗情况，乌头是不适用于治疗的，因为乌头只用于无汗的发炎初始阶段的治疗。

海绵

如果假性格鲁布病不是急性和强烈发病，可以使用海绵进行治疗。如果孩子在大约两天之前就已经感冒了，并伴有逐渐咽喉发炎的趋势，海绵会有不错的治疗效果。此时，患儿咳嗽的声音类似于海豹的吼叫，或者像锯木板的声音。但跟乌头适用治疗的情况一样，是干咳。

海绵是使用在乌头之后的药物：当乌头对急性发病症状发挥了作用，但是病痛还存在，而且乌头的治疗作用已经减弱的时候，就可以使用海绵进一步治疗。如果在服用乌头后的第二天晚上病症又复发，这是使用海绵治疗的明显征兆。

硫肝

乌头和海绵是治疗干咳的药物。如果咳嗽为湿咳并且咳嗽的频率较低，硫肝是很合适的治疗药物。它在顺势疗法药物中属于冷敏感药物。

剂量特点

通常应该给予 C30 冲淡比的药物。与本书中描述的多数急救情况相反，在一些特殊急症情况下，可以在第一次给药的 5～10 分钟之后再次服用药物。情况越是紧急，给予的剂量就要越大，而药效的发挥也就越快。

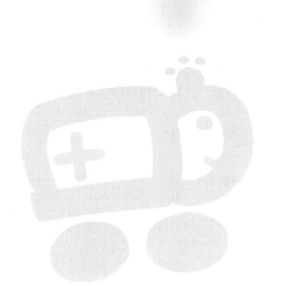

第十四章　正确地预防

因为孩子的行为是我们完全无法预料的，所以即使父母采取了预防措施也无法避免意外的发生。儿童会做一些成人绝不会做的事情。您可能跟孩子说过一百遍，燃气灶的炉盘是热的。可是会发生什么事呢？当您还是孩子的时候，自己又干了些什么呢？没错，用手去抓了炉盘！孩子必须学习，如何明白这个世界。他们学习的方法就是通过自己的尝试和这些直接的经验。只要孩子还没有真正获得这些经验，大人们的任何劝告都不会在他们的记忆中存留太久。

当然，您不可能让孩子去做每一件事而获取所有的经验，因为这样做太冒险了。

14.1　儿童不是万事通

为了让孩子的举动在可预防范围之内，您必须站在孩子的角度上来考虑事情：他是如何感知周围环境的？达到哪些身体和智力上的条件才能让他对危险做出恰当的反应？或者换一种说法：和您的孩子一起思考！以下的建议会对您有一些帮助。

正确而又实际的解释

您是不是经常对您的孩子说：这个不能做，那个也不能做？

是孩子不听话，还是我们的表达方式出了错？"不"这个词在潜意识的语言中是不存在的。我们必须学会让我们的表达方式与孩子学习、积累经验的方法和习惯相适应。对于"不要到马路中间去"这种语言表达，"最好和我一起走在人行道上，这样更安全"的说法要更好一些。

您给出的说明要清楚明白，只有这样做，孩子的脑海里才会对此形成正确的联系和图像。您可以用"双手紧握扶杆，注意脚要踩的地方"的解释来代替只是简单地说"不要从攀爬架上掉下去"。这样孩子才能更好地知道，他应该怎么去做。

隧道性视野——孩子的视野有限

在预测潜在的危险时，请您一定要记得，孩子的视野范围要比成年人小30°左右。这就意味着，儿童眼睛余光所能看到的范围是有限制的。所以，孩子看不清从他左边或右边经过的事物。当成人喝酒后，也会出现类似的隧道视野现象。

孩子摔跤就像预设的程序一样

孩子越小，就越难站稳，这是由于身体重心分布不合理而造成的。成年人身体的重心在肚脐之下，儿童的身体重心则在肚脐和胸口中间稍偏上的区域，这是因为孩子的头部比身体的其他部分要大得多。因此，孩子比大人更难保持身体平衡。所以当孩子跌倒或摔了跤，这并不能说明儿童不灵活，反而这些都属于孩子典型动作的一部分。

孩子很难保持身体的平衡

孩子的反应时间长

孩子不能像成人一样可以随意、很快地中断自己动作的进程。在儿童时期，孩子的大脑神经细胞运行还没有如此"迅速"。想象一下，您的孩子正在追一个滚向了马路中央的皮球。如果您这时大喊一声"别动，有车！"这条新的指令必须先在孩子大脑里加工，然后才能将"停下，站着别动"这条命令传达给身体。这个过程，孩子需要的反应时间要比成年人长很多。

孩子会模仿一切

对于孩子，玩耍就是他们的工作。他们可以一整天都很勤奋的认识、了解新鲜事物。孩子学习的第一步便是模仿。因此，请小心您正在做的事情——孩子会毫无判断地加以模仿。如果孩子在一旁看到您拧开插座或爬上梯子，当有一天他们也模仿着做时，您也不应为此感到吃惊。

> 在我女儿两岁的时候，她看到我修剪盆景。当时我也没有多想。但是第二天，我就尝到了因自己的疏忽所带来的后果。她用剪刀将我们所有丝兰的枝叶尖都给剪掉了。

> 从这次不幸的事件中，我所学到的东西要比女儿多得多：我学乖了，当我再想做某件特定的事情时，一定要确保女儿那双好奇的眼睛没有盯着我。

当您不在家时

如果在某一天您将孩子一个人留在家里的话，应该给孩子写上可联系到您的另外一部电话号码，并且要将这张字条放在一个明显的位置，例如电话机旁。由于孩子往往很难分清左右，所以您可以做个小提示，在电话号码的第一个数字下画一条线，那么孩子就知道该从哪个数字开始拨号了。这样做就可以避免，您的孩子在紧张时从后往前拨号了。

若您有手机，可以把您的手机号码储存到家中的座机里面（假设有快捷拨号键），然后在相应的拨号键上做个标记。甚至那些还未识字的孩子也能很快学会，利用这种方式来联系到父母。不要害羞，请与您的孩子一起练习一下这个打电话的游戏！

14.2 预防措施和防护设备

儿童意外大多发生在家里，尤其是在厨房中。最常见的意外伤害是（按顺序排列）摔伤、烫伤和割伤。摔伤和碰伤占所有意外的一半以上。总体来说，大多数遭受意外的孩子年龄一般在两周岁以内。

童装上危险的绳带

儿童夹克、兜帽和运动衫上的绳带会导致死亡的发生。更不幸的是，只有极少数的家长意识到了这个危险。

以前就发生过这种悲惨的死亡事件，孩子被绳带勒住，最后痛苦地窒息而死。衣服上的绳带会卡到游乐设施、自动扶梯、校车、地铁自动门、自行车轮子和栅栏的缝隙内。仅仅在柏林，2001 年 4 月和 2002 年 3 月就有两个幼儿被衣服上的绳带勒卡至死。在美国和英国早就禁止销售带绳带的童装了。

　　您可以做些什么：把绳带剪短，每边垂下的长度不超过 8 cm，而且绳带不会被拉拽出来。衣服上不要有粗大的钩挂点（或将它们缝上）。把衣服上的绦带从中间分开，然后再稍微缝合起来，这样一来带子受力就会扯断。或者您完全放弃给孩子穿带有绳带的衣服，可以穿那种有松紧带的衣服，或缝一个可粘的搭扣。

还有那些挂在孩子脖子上的钥匙绳，也同样隐藏着上面所提到的危险情况。

请您以后警惕那些有绳带的童装，同时也让其他的父母有所注意与防范。

光来源于插座

几乎每个人都知道卡在或夹在插座内可翻转的塑料圆盘（德

国标准插座为两项圆头）。它们可以避免孩子出于好奇把钉子、毛线针或者螺丝、改锥这些导电的物体插进插座里。但请注意：这种保护方法的有效时间不会很长。一段时间后，这个保护装置自己就会掉出来，或是被孩子拧出来。您可以在专业商店咨询一下，是否有自动关闭系统。您在插线板上安装插座安全保护器了吗？请立即去看一下。新式插线板都配备有儿童断电保护器。

您的插线板上安装了插座安全保护器吗？

为了避免触电意外的发生，还有其他的防护措施。专业保险装置，即漏电保护开关，它可以识别错误电流（例如人体接触电流），然后在 0.2 秒之内切断电源。这个时间是非常短的，不会对人体造成任何实际上的伤害。在潮湿的房间，比如说浴室，规定必须安装这种开关插座，当然其他的房间也可以安装。要了解关于这个话题的详细信息，您可以去咨询一下电工。

楼梯防护栅栏和防滑垫

如前所述，许多意外都发生在家中。设想一下，孩子在楼梯上滑倒会有什么后果？在这里，我不想危言耸听，只是想让您注意到这一危险。这一点不仅仅是对小孩子，对那些行动不太灵便的老年人来说也是十分重要的。从楼梯上摔下来不是一定的，但有可能造成很严重的后果。安装楼梯防护栅栏是一个相对来说比较安全的预防措施。它能防止儿童在无人看护的情况下，自己跑到楼梯上面去。如果您想达到真正的安全效果，那就需要安装两个楼梯防护栅栏：一个安装在上面的楼梯口，一个装在下面的楼梯口。

如果您的孩子年龄大一些，已经可以独自上下楼梯，那么一个好的立足点就显得很重要了。可以在光滑的台阶上贴上一些条带，使其表面凹凸不平，这样可以防止孩子滑倒。

有一家很有名气的斯堪纳维亚（北欧）的家具店，在这里您可以买到一系列防止意外的防护装备。询问一下他们的儿童部是很值得的。

梯子

梯子和楼梯对于孩子们都有很大的吸引力。当您刷完漆或换完灯泡后，一定要留心放好梯子：跌摔是儿童遭受意外最常见的原因。

未固定牢的架子

翻倒的墙架和立式台架，掉落的架板都可能对儿童造成危害。补救措施是将架板用螺丝拧紧或是将架子固定在墙上。

厨房

有哪个孩子不喜欢待在厨房呢？煮锅、平底锅、碗对于这些未来的厨师，有着不可抗拒的魅力。可惜对儿童来说，厨房的工作台太高了，有可能会发生孩子去拽锅的事情，而恰巧这个锅里盛满了滚烫的汤……我们不敢继续想象下去。为了防止此类意外的发生，可以在炉灶前安装一个安全护栏，在不需要它时，可以将它翻转折叠起来。

避免使用桌布

从根本上说，您应该养成将炉火上的锅把手转到炉灶内侧的习惯。还有另外一个方法可以避免意外的发生，给您的孩子准备一个可以折叠的梯凳，可以让他很方便地蹬踩上去。这样您的孩子可以自己就看得很清楚，并且自己能够感觉到危险。

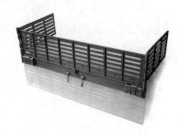

炉灶护栏可以阻止儿童触摸炉灶，或将煮锅和平底锅从炉灶上拽下来。

不要在餐桌上铺桌布——尤其是当桌上放有茶壶或者咖啡壶的时候。原因是，孩子会去扯拉桌布，茶和咖啡壶就会翻倒，里面的热茶和热咖啡会浇到孩子身上。这种情况会造成孩子大面积的烫伤。至少您应该用夹子将桌布固定住，这种夹子可以在每个商场的家居用品部买到。

安全的浴缸

在浴缸中放一个防滑垫，让孩子有安全的立足点。嬉戏时也会带来更多乐趣。但是即使在有防滑垫的浴缸内给孩子洗澡时，若水深超过5cm时，也不能将幼儿一人独自留在浴缸内。这个原则同样适用于儿童戏水池。

在盆浴或淋浴之后，不要把热水调节器的开关调到很烫的位置，这会让孩子在拧开水龙头时烫伤自己。如果您可以自己控制水温，把温度调到适宜孩子的温度，就会避免烫伤。

镜子和玻璃

对于那些竖立在地面上的镜子，孩子跌倒时可能会打碎它们。有窗户的玻璃或安装有玻璃的木门，都可能对摔倒的孩子造成伤害。

请您做好预防：您可以在玻璃门上贴上即时贴或者涂上颜色，让孩子在玩耍中也可以注意到它们。为了防止割伤，您可以在玻璃和镜子上贴一层特殊的透明薄膜。这样即使玻璃破碎时，碎片也会被黏贴在薄膜上。

窗户

幼儿在他的探索之旅中，爬到阳台栏杆或窗台上的速度之快让人无法想象。孩子还没有和大人一样的理智，习惯性地防止自己从阳台或开着的窗户上掉落下去。当泰迪熊从窗户掉出去时，孩子会本能地去追它而摔落窗外。所以，不要把座椅或者橱柜放在窗户前。有危险的窗户只能向上倾斜打开。可以通过安装带有安全锁的把手来提高窗户的安全性。

电热毯和热水袋

不应在儿童的床上使用电热毯。因为电热毯可能会在孩子意识到之前，就已经变得非常热了。

热水袋的温度也不能太高，50℃比较合适。过高的温度可能会导致儿童被烫伤。使用热水袋时，一定要在热水袋外面包上一个织物套，这样可以避免橡胶和儿童的皮肤直接进行接触。

与火打交道

打火机和火柴不能落入无人看护的儿童手中。家庭中不要使用电子点火装置，因为小孩子也只需要简单地按下开关就可以点燃它。普通旋转和按压式的打火机对幼童来说也是很难操作的。请您和孩子一起练习怎样与火交往，不然孩子会自己偷偷试验。给孩子演示一下，如何用水（注意：永远不能用汽水！）或者沙子来灭火。即使是大一些的火（烧着的衣服），也可以通过一个覆盖物断绝火和氧气的接触进行灭火（对此有专门用来灭火的灭火毯）。给您的孩子讲解一下，哪些材料是可以燃烧的。

> 在德国，每年大约有3000名儿童因烧伤或烫伤，留下永久的疤痕。

烟花爆竹

烟花不能直接放在裤兜里随身携带，因为通过摩擦它们会自己点燃。不要让孩子将焰火拿在手上燃放，火花会点燃衣服（特别是化纤衣物）。

给"大纵火犯"的建议

有两种因明火引发的火灾类型，它们往往被成年人所忽视：

爆燃：绝对不能向正在缓慢燃烧的烧烤架上倒酒精，这会引起爆燃。爆燃不是在烤架上方引爆的火焰，而是一道大约一米宽、一米高的火墙。

油爆炸：当锅内的油起火时（如果人们一边煮饭，一边照料孩子的话，会出现这种情况），立刻用锅盖盖住来灭火。绝对不能用水来灭火，这样做会导致油发生爆炸。

清洗剂

当孩子会爬时，您的一些家庭生活方式必须做出一些改变。

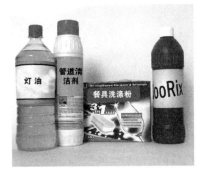

这些物品对儿童非常危险。

洗涤剂、去污剂、洁厕灵、卸甲水、洗银液等必须小心保管，放在孩子拿不到的地方。这些物质中添加的香料会吸引孩子而忽略了它们的危险性。您尤其要注意洗碗机的洗涤粉的储存，第一，它具有腐蚀性；第二，孩子会很容易将它和盐或糖相混淆。

洗碗机的洗涤粉十分危险

当您需要分装有毒或含溶剂的液体时，千万不能使用矿泉水瓶或汽水瓶。不仅仅是孩子，就算是成人也经常会发生混淆，因而造成严重的伤害。

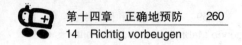
另外要注意：在购买腐蚀性的清洁剂时，购买那些有儿童安全瓶盖包装的产品。

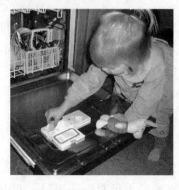

要考虑到：孩子不仅可以从包装盒内得到餐具洗涤粉块，也能直接从洗碗机上拿到刚放进去的洗涤粉块。

灯油

近几年来，石蜡油很广泛地被作为油灯的燃烧剂。因为这种油拥有不同的颜色，并且散发出各种香味，所以对孩子有极大的吸引力。一旦灯油吸入到肺中，会对身体造成巨大的伤害（参见第 165 页）。在选购时，最好选用以菜籽油为基料的灯油。

石蜡油会造成巨大的伤害

药物

数据显示：药物中毒在各种不同类型的儿童中毒中居于首位。这些五颜六色的药丸和胶囊对孩子产生如魔幻般的吸引力。

最常出现的儿童中毒就是药物中毒

此外，当您给孩子解释为什么药片既可以治病，却又会引起中毒的时候，他们对于这些是不能理解的。把药物锁起来！最好是配备一个可以上锁的药品柜，打消孩子尝试得到药物的想法。有一种即可放绷带又可放药品的组合药品柜，它的一边可以自由打开，而另一边是可以锁住的。

请将药物存放在可以上锁的柜子中

香烟

香烟有毒害（参见第 170 页）！在社区儿童游乐场的沙池中经常能够发现烟头。当儿童离开社区儿童游乐场后，青少年很喜欢晚上到这里聚会。当您发现有青少年在这里吸烟时，应该提醒他们注意，随意丢弃的烟头对于在这里玩耍的孩子来说是很危险的。

不要让孩子接触香烟

此外，含有尼古丁的水也是具有很大危害的。将烟蒂扔到瓶子（例如聚会中的空啤酒瓶）里来熄灭时，就会产生尼古丁水，这种情况下大量的尼古丁会被溶解在水中。另外，尼古丁膏和吸烟时嚼的口香糖比香烟的毒性还要大。

蜜酒——披着羊皮的狼

儿童对酒精的敏感性要远远超过成年人。孩子肝脏分解酒精的速度要比成人肝脏分解酒精的速度慢很多。当血液中酒精含量达到 1/1000～2/1000 时，对儿童已经非常危险了，严重的还有可能导致昏迷。

让您的孩子远离酒精

像烧酒、威士忌和葡萄酒等这样的酒精饮料对儿童没有危害，因为它们尝起来一点也不好喝。但是蜜酒却恰恰相反，它很甜，甜到甚至感觉不到酒味，以至孩子会没有节制地偷喝。

当然，引导也起着一个很重要的作用。孩子会模仿成人所做的一切。他们观察我们如何用特别的玻璃杯盛放红酒，看见桌上漂亮的酒瓶，听我们如何谈论一种酒的甜美味道。自然他们也想品尝一下，便开始不断乞求。

尽管我一直把"尝试和积累经验"看做是儿童教育中的一个重要原则，但是我仍然认为在酒精方面，禁止孩子喝含酒精的饮料是明智的。当孩子尝了这种味道不好的饮料后会出现什么情况呢？由于学习和习惯新口味的欲望是如此强烈，孩子会很快克服对这种味道的不习惯，而认为酒精饮料很美味。

花园池塘和雨水桶

水对每个孩子都具有很大的魔力。花园内的水池以及深水洼对儿童是很危险的。儿童在花园池塘中发生溺水死亡的几率比您想象的要高得多。一个小的围墙就能避免不幸的发生。还有一个解决方案就是，可以在水面下装一个特殊的栅栏，这种隐藏式的防护设施可由专业公司来进行安装。

埋在地下的雨水桶对儿童无异于一个陷阱，而且花园里的动物也会掉进雨水桶内淹死。因此，您应该在雨水桶上盖个盖子或放个栅栏。

儿童死亡最常见的原因是溺亡

数据显示：溺水是幼儿死亡最常见的方式。当大一点的孩子参与道路交通出行（还有学游泳）后，交通意外在死亡原因中位列第一。

安装运动传感器的游泳池

为了确保游泳池对儿童的安全性，可以安装一个能够感应孩子掉入水中的仪器。这个仪器安装在池边不显眼的位置，一根管子伸入水中。借助独特的波浪模型，这台仪器可以将落入水中的人和动物、玩具或者类似的物体区分出来。报警为声响式，警报音可通过遥控来解除。

这种完善技术的价格不菲：好的仪器要花费几百欧元。

蜜蜂和马蜂蜇伤

当蜜蜂和马蜂蜇到手或脚时，不仅非常疼痛，也极其不舒服。然而，嘴或脖子被蜇后却有可能危及到生命。只给孩子透明包装瓶的饮料，不要那种彩色或者深色的瓶子，因为在这些瓶子上的蚊虫很难被发现。最好的防护办法是用细的吸管吸取饮料，避免误吞蚊虫。

不要使用深色瓶子或者利乐包装

如果周围环境经常有马蜂出现，那么就教会您的孩子，在他们吃糕点或者果酱面包之前，要注意上面是否有蚊虫。但是不要让您的告诫造成恐慌。手臂的剧烈挥动会让马蜂烦躁，变得极具攻击性。经验显示：嘴部很少会受到蜜蜂或者马蜂的叮蜇。

有潜在危险的物品

链子、塑料袋、弹珠、珍珠和电线对于儿童都比较危险。孩子们必须尽早学会如何与这些物品小心谨慎地交往。

破裂的气球

破裂的气球或者薄膜都有可能引起很大的问题。花生可以通过背部拍击法，在重力的作用下没有任何问题的吐出来。但是对于薄膜或者小块报纸的重力就不再起作用了。堵在喉咙里很轻的异物会堵塞呼吸道，引起窒息。

　　这时可以使用海姆里希急救法（参见第48页），通过人工形成的咳嗽喷出异物。每个有孩子的家庭成员或与儿童打交道的人都应该掌握这种急救法。

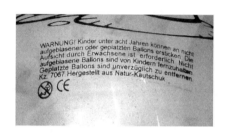

气球上的警示：

　　警告！未吹气的气球以及破裂的气球可能引起8岁以下儿童的窒息。成人请勿让儿童接触未吹气的气球。破裂的气球请立即扔掉。产品为自然橡胶制品。

第十五章

家庭药箱

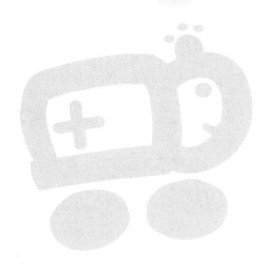

装有包扎物品的家庭药箱对于孩子来说通常应该是易于拿取的，但是同时却应将药物锁起保管。有的药品柜分为两部分，其中的一边可以锁起来。

为了出门在外也能有所准备，您可以在商店中买到不同规格大小的空急救包，用来自己填充急救物品。一定要记得，像蜱虫钳这样的物品应该放到您的"旅行药箱"内。关于旅行中要带的药品，您可以和医生协商一下。

以下所列的清单包括所有家庭药箱中应该备有的物品。

车内急救箱包括所有重要的包扎物品。
它有很好的性价比，里面含有一切必需的物品，您可以给
家庭药箱配备一个这样的急救箱。

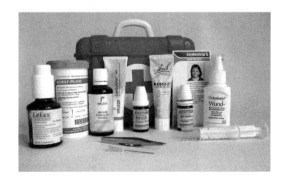

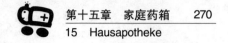
15.1　有用物品

一次性手套　　　　　　　前面是钝的绷带剪刀

蜱虫钳/蜱虫卡　　　　　镊子

医用炭（例如：碳粉）　　钠皂（清洗伤口）

救生毯（用来保温）　　　鼻滴剂（耳痛时使用）

金盏花酊剂（用于伤口处理）

凝胶型绷带（放置在冰箱冷冻室内）

Sab Simplex®牌或者 Lefax®牌防胀气滴剂

消毒液（例如：Octenisept®或 Betaisodona®）

Combudoron®药（用于治疗烧伤和蚊虫叮咬）

15.2　包扎物品

创可贴（橡皮膏）　　　　医用胶布（一卷）

绷带布（用于烧伤）　　　大、中、小不同规格的绷带

医用纱布带　　　　　　　三角巾两条

规格为 10cm×10cm 的无菌绷带

可能用到的胶带（比如品牌：Leukostrip®）

15.3　顺势疗法药物

山金车药 C30　　　　　　蜜蜂毒素 C30

第十六章
儿童急救措施速览

本章将简明扼要地为您介绍最重要的儿童急救措施，使您在紧急情况下花费最少的时间了解到最重要的信息。

请您在任何情况下都要遵守以下建议，切勿仓促行事：

➤ 保持冷静——只有您考虑周到，才能救助您的孩子。

➤ 稳定孩子的情绪，让他感觉到，您能够帮助他。

➤ 给急救中心打电话，不要有任何顾虑。即使孩子没有必要送往医院，也不会向您收取费用。

➤ 如果想自己送孩子去诊所或医院，孩子应处于一个稳定的状态。记住：您在开车途中没有精力照顾孩子。

➤ 若有疑虑，最好将孩子送往医院：医院比医生诊所的设备更齐全。

16.1 吞咽异物 → 参见第47~51页

背部拍击法

上半身必须下垂（将孩子放到前臂或者膝盖上）。

用手掌多次拍击两个肩胛骨连线的中间，使异物吐出。

千万不能在孩子处于直立体位时使用背部拍击法，否则异物会滑入肺中。

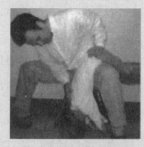

幼儿和学龄儿童的
背部拍击法。

海姆里希急救法

如果使用背部拍击法后，孩子仍有窒息的迹象，那就必须尝试海姆里希急救法（同样参见第48页）。

适用于婴儿的海姆里希急救法

首先使婴儿平躺，用两根手指按压胸骨中部（如图所示）。

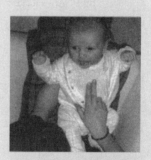

用于幼儿和学龄儿童的海姆里希急救法

施救者从后面抱住患儿，两手交叉叠放在患儿的胃窝处，然后多次短促地挤压患儿身体（如图所示）。

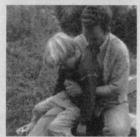

拨打急救电话

➤当以上提及的急救方法都没有效果时，请您马上拨打急救
电话；

➤如果孩子在实施海姆里希急救法后，出现上腹部疼痛的症
状，务必将孩子送往医院就诊。

16.2　昏迷 → 参见第17~26页

如果儿童无法唤醒、晃醒和掐醒，表明孩子正处于昏迷状
态中。

检查呼吸

➤侧头，然后将您的耳朵放在儿
童的嘴和鼻上面。

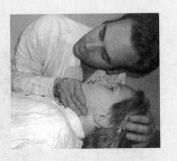

人工呼吸/心脑肺复苏术

➤呼吸停止时：采用心脑肺复苏
术（参见第34页）

拨打急救电话

➤在各种昏迷状况下

注意：如果确定孩子已经停止了呼吸，就不要再浪费
时间检查脉搏，必须立刻实施心脑肺复苏术进行抢救。

侧卧／趴卧

➤如果儿童仍有呼吸，但已经失去知觉，应让孩子保持侧卧体位（同样参见第 20 页）。因为侧卧可以防止窒息。同样情况下，婴儿则要趴卧，并使头侧偏。

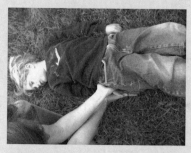

❶ 如何使两岁以上的孩子保持稳定的侧卧姿势：用手将孩子的臀部抬起，并将孩子的一只手手心向上放在臀部下方。

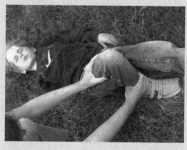

❷ 将孩子靠近施救者一侧的腿弯曲。

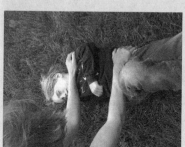

❸ 将孩子的另外一只手臂平放于其腹部，然后轻拉孩子远侧的肩膀和臀部，使其向身下那只手的同侧方向翻转。

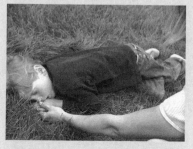

❹ 让孩子头部侧倾并轻轻托起孩子的下巴，使其张口：将孩子身体上侧的手放在他的嘴旁（不是下面！），用孩子的鱼际（大拇指根部掌上突出的肌肉）使嘴总是保持张开状态。

16.3　心脑肺复苏术 → 参见第28页和第34页

　　如果患儿没有生命迹象时，请采用心脑肺复苏术（参见第 23~25页）。

　　如果胸腔仍有起伏，最好进行人工呼吸。

➤ 请您先实施一分钟心脑肺复苏术后，再呼叫急救中心。

婴儿

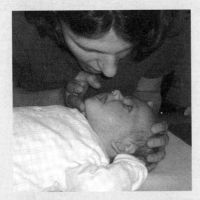

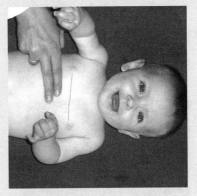

通过嘴和鼻子做人工呼吸。

用两根手指在胸腔中心进行心脏按压。

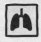 2次人工呼吸

 30次按压

幼儿/幼儿园适龄儿童

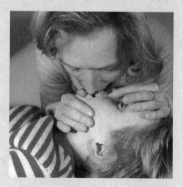

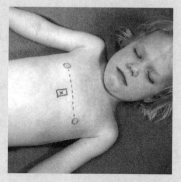

捏住鼻子,口对口做人工呼吸。

用一只手在胸骨中心点正下方进行按压。

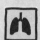　2 次人工呼吸

　30 次按压

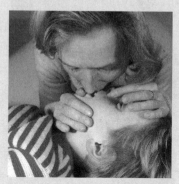

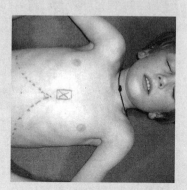

捏住鼻子,口对口人工呼吸。

用手在胸骨中心点正下方按压。

　2 次人工呼吸

　30 次按压

➤ 每 5 分钟后检查一次脉搏和呼吸。

➤ 在急救人员到达前,一直实施心脑肺复苏术。

16.4　哮喘 → 参见第66~68页

症状

➤可听见哨鸣音。

➤呼气困难且呼气时间延长。

➤严重情况下，孩子的皮肤变青紫。

诱因

➤过敏。

➤精神压力。

➤普遍因素：过度劳累。

急救措施

➤自己保持冷静，并让孩子安静下来。安静状态有助于缓解呼吸困难和降低氧气消耗。

➤使孩子上半身保持直立体位（孩子可借助桌子或椅子保持上半身的直立状态）。

药物

➤帮助孩子服用喷雾瓶内的药剂（即气雾剂）。

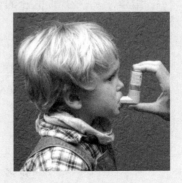

16.5　假性格鲁布病 ➜ 参见第56~60页

假性格鲁布病通常在晚上发作。呼吸困难和海豹吼叫式的咳嗽会让孩子突然醒过来。

让孩子安静下来

将孩子抱在怀里，并转移他的注意力。安静状态可以有效缓解痉挛和呼吸困难。

冷空气

将孩子抱到敞开的窗户前或走到户外，让孩子呼吸冷空气。从敞开冰箱里出来的冷气也可消除肿胀。

或者

浴室疗法

将孩子带进浴室，打开热水。湿热的空气有助于缓解痉挛和消除黏膜肿胀。

药物治疗

给孩子从医生那里开的处方药（或栓剂）。可的松药剂能起到消肿的作用。

顺势疗法

如果您了解顺势疗法和假性格鲁布病，也可以给孩子服用顺势疗法药物。

拨打急救电话

➤ 当情况严重（嘴唇发紫）或者上述急救措施无效时，请呼叫急救。

16. 6　触电事故 → 参见第 107 页

注意：儿童触电后，施救者一定不能直接触碰孩子。

将触电儿童拨离或移离电源

如果您离电源总开关较远的话，就用木头、橡胶、皮革等非导电材质的物体将孩子与电源分开。

关掉电源开关

关掉电源开关，切断电路（前提是您知道电源开关的位置!）；只有这样做完后，您才可以接触孩子。

进一步急救措施

➤检查孩子的呼吸情况（参见儿童急救措施速览——昏迷，第 275 页）。

➤如果孩子呼吸尚在，让孩子侧躺（参见儿童急救措施速览——昏迷，第 276 页）。

➤一旦孩子没有呼吸，就立刻实施心脑肺复苏法（参见儿童急救措施速览——心脑肺复苏术，第 277 页）

16.7　溺水 → 参见第111页

如果未尝试倾出肺里的积水

如果您没有尝试倾出孩子肺里的积水，就一定不要使用海姆里希急救法，更不要摇晃孩子。

快速实施心脑肺复苏术

如果孩子没有呼吸，要立刻实施心脑肺复苏法（参见儿童急救措施速览之心脑肺复苏术，第277页）。

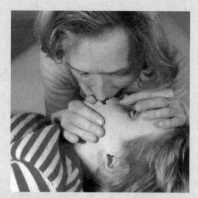

让孩子平稳侧躺

如果孩子呼吸尚在，但失去知觉，要让他平稳侧躺（同上参见第276页）。

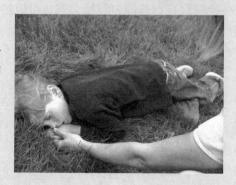

进一步急救措施

如果孩子生命垂危，在实施心脑肺复苏法后，迅速送进医院接受治疗。

16.8 　外伤出血→ 参见第 115 ~ 121 页

外伤出血通常可以用压迫绷带止血。只有在特殊情况下（骨折或截肢）才需要包扎。

快速止血（无需绷带）

直接将纱布垫或干净的毛巾（手帕）按在伤口上，可以达到止血的效果。让孩子躺在地上，将流血部位抬高。

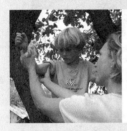

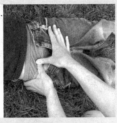

按压上臂　　　　　　按压腹股沟

按压动脉

如果没有绷带，就按压上臂或腹股沟弯曲处的动脉。

让孩子躺在地上，将流血部位抬高。

压迫绷带

压迫绷带尤其适用于手臂、腿和头部。当腹部、胸部和骨折处受伤出血时，则不能使用。

1. 将消过毒的绷带纱布垫放在伤口处，并用两段医用胶带进行固定。
2. 将压迫纱布垫（例如：未被拆封的绷带）放在伤口上，绷紧缠绕，以避免它滑下来。
3. 如果伤口流血仍未止住，尝试用更大的力缠绕第二块压迫纱布垫。

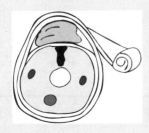

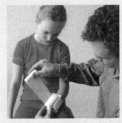

直接将压迫绷带放在伤口上并缠绕，就能达到止血的效果。

16.9 流鼻血 → 参见第 122~124 页

抬起孩子的头

血液不能被吞咽进去，否则会进入胃部，产生恶心和呕吐。

捏住鼻翼

将一边或两边鼻翼捏住 10
分钟。

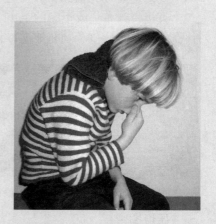

冷却脖子部位

将一些凉东西放到脖子上：
毛巾、钥匙串或从冰箱里取出
的冷敷冰匣。

不要把小手巾塞进鼻子

手巾和药棉等物不能塞进鼻子。

一旦血止不住

如果采用了上述急救措施，在 20 分钟后仍无法止血（孩子
很少出现这种状况），应立刻找医生（耳鼻喉医生）或者呼叫急
救中心。

16.10　清理伤口 → 参见第125~140页

伤口必须在6个小时内清理！

冲洗伤口

➤用流动水冲洗伤口。

➤远离污垢和细菌。

➤如果被动物咬伤，应使用肥皂（钠皂）。

当伤口较深且面积较大时，切勿涂抹粉末状药物或药膏。

消毒处理

➤选择适当的消毒剂（例如：Octenisept®牌皮肤创口消毒喷雾）或稀释的金盏花液。

➤消毒不能代替伤口冲洗！

伤口绷带（按情况选择合适的绷带）

创可贴（快速止血绷带）

纱布垫（10cm×10cm）

绷带布（40cm×60cm）

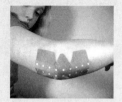

适用于关节的快速止血绷带。

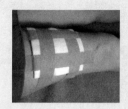

适用医用胶布固定纱布垫。

以下情况必须寻求医生帮助：

➤ 较深或面积较大的伤口。

➤ 划伤，例如：头部。

➤ 面部创伤。

➤ 伤口处有较大异物。

➤ 动物咬伤。

➤ 淋巴管发炎。

（红线预示着血液可能被感染）。

➤ 缺乏足够的预防破伤风措施。

（5～10岁后才注射疫苗）。

16.11 烧烫伤 → 参见第 151～158 页

用凉水冲洗 10～15 分钟

只有持续冷却，伤口才能防止烧伤、烫伤进一步恶化。

注意：如果需要冷却的身体部位面积较大，水不应该太冷，否则可能会使体温过低。

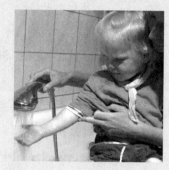

脱掉未与伤口黏在一起的衣物

未与伤口黏在一起的衣物应脱下或剪下。

用消过毒的覆盖物保护暴露的伤口

➤ 覆盖暴露的伤口——用（汽车急救包内）消过毒的绷带布，大小为：40cm×60cm，60cm×80cm 或 80cm×120cm。

暴露的烧伤处不能涂粉状药物或面粉或药膏

这些东西不能涂抹到烧伤处。

一级和二级烧伤

在烧伤处涂上 Combudoron© 牌特效去烫伤膏（稀释品），醋或芦荟纯胶。

三级烧伤及大面积烧伤

这种情况必须去医院就诊。

若幼儿烧伤程度为二级，且烧伤面积在 5%～10% 以上，幼儿会有休克的危险。

进一步急救措施

如果手臂烫伤：应在手臂红肿前，尽快将戒指和手镯取下来。

16.12　中毒 → 参见第159~186页

切勿匆忙采取措施

➤不要给孩子喝盐水和牛奶。

➤不要责备孩子。

呼叫中毒救护中心

从中毒中心可以获悉中毒的危害及适当的急救措施。

呼叫电话号码在附录中。

中毒救护中心需要了解以下信息：

➤孩子服入的物品名称或是相关描述。

➤服入的最大剂量。

➤服入的时间（即服入已有多久）。

➤孩子的体重及年龄。

➤描述孩子症状。

呼叫急救中心或急诊医生

如果孩子出现病症或意识混乱，应尽快呼叫急救中心的急性中毒科。

解毒措施

药用炭

➤安全、见效快、无危险。

➤ 广泛使用，效果显著（例如：患儿误服了药物、植物或香烟等）。

➤ 用果汁或可乐稀释药用炭片或炭粉。

➤ 误服腐蚀性物质时不适用。

清洗肠胃

➤ 当儿童误食洗衣液或其他洗涤剂时。

➤ 清肠药物：Sab Simplex® 或 Lefax® 牌婴幼儿防胀气滴剂。

催吐

➤ 可以用手指催发呕吐。

➤ 当儿童误食药物、有毒植物或香烟时。

不能让儿童呕吐

➤ 有意识时。

➤ 服用去污剂或洗涤剂后。

➤ 服用腐蚀性物质后（例如：洗碗机净化剂等）。

➤ 服用灯油（蜡油）后。

进行稀释

➤ 只能让孩子喝水、茶或稀释过的果汁；一定不能让他喝牛奶。

➤ 服用腐蚀性物质和洗碗机洗涤剂后。

➤ 服用其他净化剂或洗涤剂后，则不能通过喝东西稀释。

药物中毒

➤ 中毒救护中心（呼叫号码请参见附录）会告诉您中毒的程度。您只需按指示实施急救。

➤ 如果患儿出现病症或意识混乱，要尽快呼叫急救中心的急性中毒科。

中毒救护中心需要了解以下信息：

➤ 孩子服入的物品名称或相关描述。

➤ 服入的最大剂量（例如：误服了原包装含 100 粒药片的一半）。

➤ 服入的时间（即服入已有多久）。

➤ 孩子的体重及年龄。

➤ 描述孩子症状。

洗衣液或其他洗涤剂中毒

➤ 无毒但多泡沫的洗衣液及其他洗涤剂或去污剂引起的中毒。

➤ 以下情况危险：当泡沫到达呼吸道和肺里。

➤ 洗碗机洗涤剂中毒：参见腐蚀性物质中毒（参见第 292 页）。

➤ 给小孩服用 Simplex® 或 Lefax® 牌婴幼儿防胀气滴剂，用来清肠（每次半瓶到一瓶的剂量）。

➤ 如果没有清肠的药物，也可以用干面包。

➤ 不要给孩子喝水或其他液体，否则会产生泡沫。

➤不要催发孩子呕吐，因为胃收缩会促使泡沫形成。

植物中毒

➤中毒救护中心（呼叫号码请参见附录）会告诉您中毒的程度。您只需按照指示实施急救。

➤如果您不清楚植物的名称，可以对其进行描述。或者您也可以将植物组成部分带到诊所（最好带枝、叶或果实）。

➤您可以在第 174 页及以下几页了解到有毒和无毒植物的简要信息。

万能的药用炭
它们安全，见效快，无危险。

催吐
如果您确定患儿服用的植物有毒或非常有毒，可以对孩子进行催吐。

灯油（蜡油）中毒

➤不要催发呕吐。

➤不能让灯油到达肺和呼吸道（危害生命）。

➤呼叫急救中心，并询问中毒救护中心（参见附录）。

➤可以给孩子吃干面包。

腐蚀性物质中毒

酸液、碱液和洗碗机洗涤剂都属于腐蚀性物质。

➤ 清理孩子嘴里的固体物质和微粒（尤其是服用了洗碗机洗涤剂后）。

➤ 喝水、茶或稀释过的果汁，有助于缓解剧烈的疼痛。一定不能让孩子喝牛奶。

➤ 不要催发呕吐，以免食道再次被腐蚀。

16.13   蜜蜂和马蜂的蜇伤 → 参见第187~193页

蜜蜂还是马蜂的蜇伤？

如果是蜜蜂的蜇伤，刺会藏在有毒的疱里。

如果是马蜂的蜇伤，刺不会留在体内。

不要用手拔刺

不要用手拔刺（因为同时会碾破有毒的疱，可能将更多的毒压到皮肤上），而应该用镊子或用小刀小心翼翼地将刺拔去。

切片的洋葱

如果蜇伤不是特别严重，就可以将洋葱切片放到蜇伤部位上。

遇到以下情况，呼叫急救中心或急诊医生

➤孩子对蜜蜂或马蜂蜇伤有过敏反应。

➤蜇伤位于口咽部。

口咽部蜇伤

➤用冰块敷在蜇伤处，用（卷起的）凉毛巾冷敷脖子。

➤将药剂 Apis C30 或 C200（1~5 小滴）滴到小孩舌头上（每隔5分钟滴一次，直到开始消肿）。

16.14 高热惊厥，痉挛发作 → 参见第223页

痉挛发作就是全身痉挛性收缩；孩子意识模糊且可能翻白眼。

避免让儿童受伤
将家里尖锐的棱角处及物品移开。

不应过紧地抓住或抱住儿童
这会让孩子受伤。

不应使用冷水或冷毛巾
冷水、湿毛巾等物无助于缓解抽搐，抽搐会自然消失。

不要离开儿童
观察孩子最重要的身体机能，尤其要检查呼吸，确保呼吸道通畅。

使用药物
给孩子使用医生专门开的栓剂或灌肠剂。

以下情况拨打紧急电话
➤如果不熟悉痉挛发作。
➤如果不认识这个孩子。
➤当痉挛持续几分钟之久。

附 录

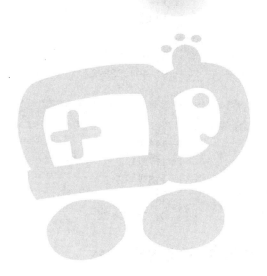

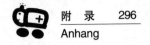
德、奥、瑞紧急呼救号码与中毒救护中心

德国境内紧急呼救电话号码

救援/急救	112或19222*

*此号码仍然在巴伐利亚州，巴登–符腾堡州和莱茵兰–普法尔茨州等地区使用

火警	112
手机紧急呼救（不加拨区号）	112
匪警	110
医疗救助	_____
儿科医生	_____
设有儿科的综合医院	_____
药店急救服务	_____

奥地利境内紧急呼救电话号码

救援/急救		144
匪警		133或112
火警		122
维也纳中毒救护中心	急救电话：	01–4064343
	咨询电话：	01–404002222

瑞士境内紧急呼救电话号码

救援/急救		144或112
匪警		117或112
火警		118或112
苏黎世中毒救护中心	急救电话：	145
	咨询电话：	01–251 66 66

欧盟固定电话和移动电话统一急救号码：112

中毒救护中心

中毒救护中心的紧急救护电话号码19240将在全德国境内统一开通。

德国

柏林　　030–19240
州立中毒症状及毒理咨询中心

波恩　　0228–19240
中毒救护信息中心，儿童医疗中心

埃尔福特　　0361–730730
中毒救护信息综合中心（辖区：梅克伦堡–前波莫瑞州，萨克森州，萨克森–安哈尔特州和图林根州）

弗赖堡　　0761–19240
中毒救护信息中心，弗赖堡大学附属儿童医院

哥廷根　　0551–19240
德国北部中毒救护信息中心（辖区：不莱梅、汉堡、下萨克森州和石勒苏益格–荷尔斯泰因州）

霍姆堡/萨尔　　06841–19240
中毒救护信息及咨询中心，霍姆堡大学附属医院

美因茨　　06131–19240 + 0700–GIFTINFO
中毒救护咨询处，美因茨大学附属医院门诊部

慕尼黑　　089–19240
慕尼黑中毒急救电话，慕尼黑工业大学伊萨尔附属医院

纽伦堡　　0911–3982451
纽伦堡中毒救护信息中心，纽伦堡大学附属医院

奥地利

维也纳　　01–404002222或01–4064343
中毒救护信息中心，维也纳综合医院

瑞士

苏黎世　　01–2516666
瑞士毒理学信息中心

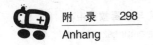
中国紧急呼救号码与全国公共卫生公益服务专业电话

中国境内紧急呼救电话号码	
救援/急救	120
匪警	110
火警	119
交通事故报警	122
医疗救助	_____
儿科医生	_____
设有儿科的综合医院	_____
药店急救服务	_____

全国公共卫生公益服务专业电话 12320

服务职能

咨询类服务： 对传染病防控知识的咨询

投诉类服务： 餐饮服务食品安全、生活饮用水安全和公共场所卫生等公共卫生类投诉和医疗服务类投诉

突发公共卫生事件： 传染病疫情、食物中毒、饮用水污染事件、放射源事故等